中国医学临床百家

郁 琦 /著

多囊卵巢综合征
郁琦 2017 观点

U0301952

科学技术文献出版社
SCIENTIFIC AND TECHNICAL DOCUMENTATION PRESS
·北京·

图书在版编目（CIP）数据

多囊卵巢综合征郁琦2017观点 / 郁琦著. —北京：科学技术文献出版社，2017. 4
（2022. 4重印）

　ISBN 978-7-5189-2454-7

　Ⅰ. ①多…　Ⅱ. ①郁…　Ⅲ. ①卵巢疾病—综合征—诊疗　Ⅳ. ① R711.75

中国版本图书馆 CIP 数据核字（2017）第 054483 号

多囊卵巢综合征郁琦2017观点

策划编辑：袁婴婴　责任编辑：孔荣华　袁婴婴　责任校对：张吲哚　责任出版：张志平

出　版　者	科学技术文献出版社
地　　　址	北京市复兴路15号　　邮编　100038
编　务　部	（010）58882938，58882087（传真）
发　行　部	（010）58882868，58882870（传真）
邮　购　部	（010）58882873
官 方 网 址	www.stdp.com.cn
发　行　者	科学技术文献出版社发行　全国各地新华书店经销
印　刷　者	北京虎彩文化传播有限公司
版　　　次	2017 年 4 月第 1 版　2022 年 4 月第 14 次印刷
开　　　本	710×1000　1/16
字　　　数	48千
印　　　张	6
书　　　号	ISBN 978-7-5189-2454-7
定　　　价	58.00元

版权所有　违法必究

购买本社图书，凡字迹不清、缺页、倒页、脱页者，本社发行部负责调换

序
Foreword

韩启德

欧洲文艺复兴后，以维萨利发表《人体构造》为标志，现代医学不断发展，特别是从19世纪末开始，随着科学技术成果大量应用于医学，现代医学发展日新月异，发生了根本性的变化。

在过去的一个世纪里，我国现代化进程加快，现代医学也急起直追。但由于启程晚，经济社会发展落后，在相当长的时期里，我国的现代医学远远落后于发达国家。记得20世纪50年代，我虽然生活在上海这个最发达的城市里，但是母亲做子宫切除术还要到全市最高级的医院才能完成；我患猩红热继发严重风湿性心包炎，只在最严重昏迷时用过一点青霉素。20世纪60—70年代，我从上海第一医学院毕业后到陕西农村基层工作，在很多时候还只能靠"一根针，一把草"治病。但是改革开放仅仅30多年，我国现代医学的发展水平已经接近发达国家。可以说，世界上所有先进的诊疗方法，中国的医生都能做，有的还做得更好。更为可喜的是，近年来我国医学界开始取得越来越多的原创性成果，在某些点上已经处于世界领先地位。中国医生已经不再盲从发达国家的疾病诊疗指南，而能根据我们自己的经验和发现，根据我国自己的实际情况制定临床标准和规范。我们越来越有自己的东西了。

要把我们"自己的东西"扩展开来，要获得越来越多"自己的东西"，就必须加强学术交流。我们一直非常重视与国外的学术交流，第一时间掌握国外学术动向，越来越多地参与国际学术会议，有了"自己的东西"也总是要在国外著名刊物去发表。但与此同时，我们更需要重视国内的学术交流，第一时间把自己的创新成果和可贵的经验传播给国内同行，不仅为加强学术互动，促进学术发展，更为学术成果的推广和应用，推动我国医学事业发展。

我国医学发展很不平衡，经济发达地区与落后地区之间差别巨大，先进医疗技术往往只有在大城市、大医院才能开展。在这种情况下，更需要采取有效方式，把现代医学的最新进展以及我国自己的研究成果和先进经验广泛传播开去。

基于以上考虑，科学技术文献出版社精心策划出版《中国医学临床百家》丛书。每本书涵盖一种或一类疾病，由该疾病领域领军专家撰写，重点介绍学术发展历史和最新研究进展，并提供具体临床实践指导。临床疾病上千种，丛书拟以每年百种以上规模持续出版，高时效性地整体展示我国临床研究和实践的最高水平，不能不说是一个重大和艰难的任务。

我浏览了丛书中已经完稿的几本书，感觉都写得很好，既全面阐述有关疾病的基本知识及其来龙去脉，又介绍疾病的最新进展，包括笔者本人及其团队的创新性观点和临床经验，学风严谨，内容深入浅出。相信每一本都保持这样质量的书定会受到医学界的欢迎，成为我国又一项成功的优秀出版工程。

　　《中国医学临床百家》丛书出版工程的启动，是我国现代医学百年进步的标志，也必将对我国临床医学发展起到积极的推动作用。衷心希望《中国医学临床百家》丛书的出版取得圆满成功！

　　是为序。

作者简介
Author introduction

郁琦，北京协和医院妇产科副主任、妇科内分泌专业组长、辅助生殖中心总负责人。1989年毕业于中国协和医科大学，获医学博士学位。现任北京协和医院妇产科教授，主任医师，博士生导师。

目前担任中华医学会妇产科学分会绝经学组组长，中华医学会妇产科学分会妇科内分泌学组委员；国际绝经学会官方杂志《Climacteric》副主编；《中华妇产科杂志》《中华骨质疏松和骨矿盐疾病杂志》《中国实用妇科与产科杂志》《实用妇产科杂志》《国际妇产科学杂志》《生殖医学杂志》及《中国妇产科临床杂志》的编委。

多年来从事妇科内分泌工作，长期致力于绝经、不育、月经相关疾病及性发育异常等临床和科研工作。1999年曾赴日本研修体外受精技术1年。承担包括国家自然科学基金和

"十五""十一五""十二五"国家科技攻关课题在内的多项相关科研项目，发表论文近百篇，并多次获得北京协和医院"先进工作者"称号。

前 言
Preface

　　多囊卵巢综合征是育龄期妇女最常见的内分泌代谢疾患。一般认为，在育龄期妇女中的发病率为 6% ~ 10%，占无排卵性不孕患者的 30% ~ 60%，但目前我国尚缺少全国性、大样本、多中心的研究结果，确切的发病率尚不清楚。在面对这样一个复杂且了解甚少，甚至病因都完全不清楚的疾病时，我们作为医生，要时刻想到医生的职责就是解决患者的问题，缓解患者的不适，不应该纠结于目前还无法完全解决的病因问题。而实际上，即使知道是什么基因出现了问题，但对于已患疾病者来说，还是无法治愈，因此，解决患者的问题是我们首要的职责。患者所需要解决的问题很简单，无非就是月经紊乱、多毛、痤疮、肥胖、代谢综合征及生育问题。其中月经紊乱是由于排卵障碍导致，无排卵没有孕激素产生，子宫内膜长期在单一雌激素作用下导致异常子宫出血，甚至子宫内膜增生及子宫内膜癌，治疗上以孕激素调整月经周期，保护子宫内膜为主；多毛、痤疮是高雄激素的临床表现，治疗上以复方短效口服避孕药减轻高雄激素症状为主；肥胖及代谢综合征以控制体重、调整生活方式为一线治疗；生育问题应在纠正肥胖、高雄及代谢综合征等治疗后可促排卵治疗。换句话说，如果一位女性，经过治疗和体重控制后（尽管可能需要长期控制）能够达到不胖不瘦、月经规律、没有多毛和痤疮，想要孩子的时候就能够怀上，那么，这就是一位正常女性。至于卵巢里面有多少个囊，其实并不重要。

多囊卵巢综合征是一种妇科内分泌疾病，需要遵循妇科内分泌的思维方式。如同妇科内分泌的大多数疾病一样，有良好的妇科内分泌基础和思维方式，方能对此疾病进行正确的诊断及治疗，这样的诊治思考方式，可以归结于妇科内分泌思路，也就是妇科内分泌在遇到问题时与众不同的思考方式。因此在介绍多囊卵巢综合征之前，我们有必要对妇科内分泌整体内涵进一步认识、了解，更深层次读懂妇科内分泌。

目 录
Contents

多囊卵巢综合征的临床检查与诊断 / 053

妇科内分泌学的特点与思维

妇科内分泌，即生殖内分泌，是研究女性生殖内分泌轴及其各种异常所带来的疾病的一门临床医学。具体来说就是针对中枢-下丘脑-垂体-卵巢-子宫内膜这样一套系统的生理作用和病理生理状况，并解决由于这些生理和病理生理状况所带来的疾病状态。

妇科内分泌的疾病大致可分为四大类：①月经相关疾病：包括各种疾病状态造成的月经紊乱，如多囊卵巢综合征、高泌乳素血症、月经量过多、经期出血时间过长、各种非经期的出血、月经周期过长或过短，各种原因造成的闭经、月经初潮过早或过晚、月经结束过早或过晚；②不育：包括各种原因引起的不能怀孕和怀孕后的反复自发流产，以及为了解决这些问题所需要采取的医疗措施，如宫腔镜和腹腔镜的各种检查和治疗手段以及各种辅助生育技术；③绝经相关疾病：包括由于早期雌激素波动性下降引起的各种更年期症状，由于雌激素缺乏造成的各种萎缩症状以及由于长期雌激素缺乏所造成的如骨质疏松症等严重影响生活质量的老年慢性代谢性疾病；④性发育异常：这是一组由于各种基因水平的异常造成的性腺发育异常、性染色体异常和性激素合成及受体异常所引发的疾病，虽然属于罕见病，但对于妇科内分泌的思维要求很高，同时也为我们认识各种激素的作用提供了无法替代的帮助。

作为妇科内分泌医生要有"内分泌意识"，这是前辈们经常教育我们的话，但何谓妇科内分泌意识？个人认为主要有四方面（详见本篇的 7 ～ 10 观点）。在治疗妇科内分泌疾病时，我们应尽可能保留内分泌功能，这对女性而言至关重要。

1. 妇科内分泌是具有内科特点的手术科室

临床医学从整体上来说可以分成手术科室和非手术科室两大类，那么属于妇产科的妇科内分泌应该属于手术科室还是非手术科室呢？其实这也是妇产科本身的特点，引用郎景和院士一句话："妇科内分泌是妇产科的内科学基础"。假如女性没有这样一套专门的内分泌系统，医生只需关注动刀的话，那么任何的肿瘤和畸形的手术以及化疗等外科完全可以承担。之所以有妇科内分泌，甚至有妇产科的存在，就是这样一套专门的内分泌系统使得女性的内外生殖器官具有特殊性，因而各种治疗和手术方式也不一样。

2. 妇科内分泌解决的问题不仅限于病理状态，某些生理状态也需要干预

如前所述，促生育治疗在妇科内分泌中占据着重要的位置，特别是辅助生育治疗，也就是俗称为"试管婴儿"的体外受精胚胎移植，近年来发展迅猛。而在体外受精胚胎移植中的一个重要步骤，就是要促排卵。在很多情况下，促排卵并非是因为患者有排卵障碍，即患者并无不排卵的病理状况，她们具有正常的生理性排卵。这项医疗措施的应用，是因为进行体外受精胚胎移植过程中各个步骤均有可能发生卵母细胞和胚胎的损失，同时也是因为胚胎移植的成功率有限，为了节省治疗费用，省却反复取卵的风险，而在多数生殖中心普遍采用促排卵治疗。

再如，绝经是一种生理状态，很多人认为生理状态是不需要干预的。但绝经并非是一个自古即有的普遍现象，当然这并非是因为古人不会绝经，而是因为在人类进化的百万年历程中，只在最近的 60～70 年，人类的平均寿命才超过 50 岁，所以并非是古人不会绝经，而是古人活不到绝经的年龄。目前中国妇女预期寿命已接近 80 岁，甚至部分地区已经超过了 80 岁，这就像各种关节疾病、2 型糖尿病和高血压一样，寿命不到一定长度，是不会普遍发生的，故而，绝经应被视为一种老年疾病。随着人类寿命的延长，加强对于绝经管理的关注，势在必行。

3. 妇科内分泌疾病的治疗很多是基于控制而非治疗

所谓内分泌疾病，大多属于慢性疾病，而且确切的病因并不清楚。因此，在治疗上应以控制疾病的发展，预防其所带来的危害为主要目的，但根治疾病就目前来说，还不可能。如比较热门的疾病——多囊卵巢综合征，目前普遍认为该病是一种环境因素诱发的遗传疾病，而具体遗传此病的基因尚不清楚，即使找到了致病基因，但由于基因治疗尚不可能，也还是无法根治。因此，目前采用的所谓治疗多囊卵巢综合征的方法，实际上都不是为了治疗多囊卵巢综合征本身，而是为了解决和预防由多囊卵巢综合征所带来的月经失调、代谢异常、高雄（高雄包括高雄激素血症和高雄激素临床表现）症状和生育障碍，不育的治疗也是如此。一位患多囊卵巢综合征有排卵障碍的女性，当然不易自然怀孕，即使通过促排卵受孕成功，但要维持每月排卵或彻底解决无排卵问题实属不易，甚至根本不可能。因此，在完成生育计划之后，长期采用某种内分泌方法，维持其月经，就是一种行之有效的简单方法。

4. 妇科内分泌最能体现经验医学、循证医学及价值医学的关系

内分泌似乎看不见摸不着，远无手术科室那么直截了当，而且很多疾病还处于病因不清的状态中，因此经验医学曾经大行其

道。但是"经验"对于每个医生来说都不尽相同，谁的"经验"更可靠、更有效？这时就需要循证医学，循证医学就是要有良好的证据，要引用这些证据首要考虑的就是，如果这个病不治疗，患者会有什么后果。

循证医学与经验医学的区别主要是：①评价结果的指标不同：循证医学更重视以满意的终点指标为主要评价指标；②证据的来源不同：循证医学倡导的是慎重、准确而明智地应用目前所能获得的最佳证据，即随机对照试验（RCT）结果；③对研究方法的要求不同：循证医学强调的是采用 RCT 方法，对大样本病例进行系统观察和评价；④对样本量的要求不同：循证医学要求证据的获得是基于大样本、多中心、大规模的临床试验。可以说，循证医学从根本上克服经验医学模式下的无序医疗，向有序医疗的目标迈进。

当然，人体是复杂的，循证是相对的，不可能涵盖疾病的方方面面，也不可能囊括各种复杂的变化，因此，在某些情况下还要借鉴医生丰富的个人经验。但这种经验在累积到一定程度，且与他人的经验有相对分歧的时候，又应该据此进行循证的研究加以证实，这实际上又是转化医学的本质。但是，是不是有了循证医学的证据，且具有医学经验，就能够很好地处理妇科内分泌问题了？实际上，仅仅基于循证医学的证据和经验，还是不能制定出一个良好的临床路径，还需要参考一个重要组成部分——患者的情况，也就是患者的意愿、身体状况和经济状况，即价值医学。这里指的价值，并非是单纯的以金钱衡量标准，而是患者的利益所在，是需要制定一个基于现有医疗水平和经济状况使患者利益最大化的临床诊疗路径。如多囊卵巢综合征，我们应该认识到排卵障碍是影响怀孕的主要因素。虽然从循证医学的角度看，体外受精胚胎移植是怀孕率最高的措施，但患有多囊卵巢综合征的患者想要怀孕，可以用简单的促排卵方法，而不必一开始就进行体外受精，这就是价值医学的思考。但在促排卵的过程中，循证医学和经验医学告诉我们，过胖等代谢异常会严重妨碍促排卵的效果，也会对未来的妊娠过程产生不良影响。因此，在正式开始不育治疗之前，调整好体重、代谢指标和高雄症状是必需的。

5. 妇科内分泌对于精准医学理解的差异

精准医学是近年发展起来的一门学科，其基本概念是以各种疾病的发生和对治疗的反应均由基因所决定这一基本思路，在疾病发生之前找到这一疾病发生基因的携带者，对疾病加以预防，甚至可以设计胚胎的基因，让这种疾病不会出现。一旦患病后，也要根据患者基因的不同，设计不同的治疗方案，有针对性选择最敏感的药物进行治疗。

2014年，两个健康的试管婴儿来到人世，被视为"带动"单分子生物学技术的一大进步。因为他们的健康有赖于出生前一项单分子层面的检测技术，该技术让他们减少了携带父母体内遗传病基因的可能，这对于防患遗传病和整个生物医学都具有重大意义。不过，如此重要的单分子生物学还是一个年轻的学科，毕竟人类对自身的认识还很肤浅，大多数疾病发生的基因尚不清楚，尤其是妇科内分泌疾病，几乎所有疾病的病因都处于朦胧状态，更不用说定位到基因水平。因此，妇科内分泌疾病，尤其是不育的治疗，还不能采用精准医学的思路去进行，也没有相应的基础。但是，让我们用更朴素的思路理解精准医学：内分泌的各种测定手段，以往都有较大变异，偏差较大，如果能够采用极为精准的方法进行各项测定，比如，能以排除各种外界干扰用极为精准的方法测定基础体温，就会给排卵监测提供一种极为简便易行的方法。

6. 妇科内分泌是转化医学的天然孵化器

所谓转化医学，就是从临床工作中发现不能解决的问题，将问题提交到实验室，经实验室研究出结果后，再返回到临床应用，临床据此应用后再发现新的问题，然后再进入实验室寻找答案，如此循环往复，推动医学发展。妇科内分泌是神秘的，很多问题尚不清楚，如月经出血的机制、胚胎种植的机制、胚胎分化的机制、多囊卵巢综合征的病因和代谢异常的原因等，到现在仍是一个谜。这些问题的解决，将会促进医学的重大进步，因此这为转化医学提供了巨大的研究前景。

7. 保留妇科内分泌功能至关重要

在尽可能的情况下，医生要尽力保存患者的妇科内分泌功能。卵巢功能分成两个部分，排卵和激素分泌（主要是雌激素的分泌），卵巢功能的丧失就意味着这两项功能的丧失。排卵功能丧失即丧失了繁殖的能力，而激素分泌功能的丧失则影响更为广泛、持久且严重。因此，卵巢功能的保护及生殖内分泌功能的保护，对于女性而言至关重要。如多囊卵巢综合征，原来流行的卵巢楔形切除的治疗方法被淘汰，卵巢打孔术也实施的越来越慎重，这些都是卵巢功能保护的体现。

医学是保守的，其一举一动都与健康和生命息息相关，医学又是发展最快的学科，这又要求我们要不断更新知识，活到老学到老。还是以输卵管为例，近来的学说初步表明，卵巢肿瘤，特别是恶性肿瘤，有很大可能来自输卵管。因此，在遇到积水的输卵管严重影响试管婴儿成功率时，妇科内分泌，尤其是生殖科的医生出于对可能影响卵巢功能的担忧，一般仅做根部切断，但该术式又失去了一次有效降低未来卵巢癌风险的机会，处于这样一种两难的境地，我们又该如何抉择？而这些问题目前还没有充足的循证医学给出证据，还需要我们进一步研究。

8. 生殖内分泌功能紊乱是女性多种疾病的根源

在分析妇科病情的过程中，应该考虑生殖内分泌紊乱的因素，而不是将器质性疾病作为唯一选择。虽然各种器质性疾病种类众多，但在女性一生中，最常罹患的还是由于生殖内分泌功能紊乱造成的各种疾病。妇科内分泌贯穿女性一生，而女性一生的分期依据，就是根据女性一生中生殖内分泌功能的变化而划分：从儿童期的性早熟、性发育迟缓、性发育异常和青春期无排卵型功血；从育龄期的不育、反复流产、多囊卵巢综合征、高泌乳素血症和各种因素造成的月经紊乱以及卵巢早衰；还有围绝经期的各种症状以及绝经后各种老年慢性代谢性疾病，即使是炎症，幼女性阴道炎和老年性阴道炎也是由于雌激素缺乏所造成。虽然肿瘤似乎是一种器质性疾病，但肿瘤的发生很多也是由于生殖内分泌异常造成。子宫内膜癌就是典型例子，而且很多妇科良、恶性肿瘤也有激素分泌功能。

9. 正确认识内分泌激素

生殖内分泌激素的作用十分广泛，也是人体所必不可少的。虽然医务工作者对此有一定了解，但对于激素的作用其实并不熟悉，而且普遍存在对激素的恐惧和误解心理，对生殖内分泌激素所带来的健康影响不够重视，往往对生殖内分泌激素药物的应用存在疑虑。这些问题的存在，导致了很多本可以给女性患者带来深远益处的生殖内分泌激素药物在国内受到抵触，得不到广泛应用，造成应用人群极少，如口服避孕药、绝经激素治疗药等。作为妇科内分泌医生应有胆识和分寸去使用生殖内分泌激素，如在治疗排卵障碍性异常子宫出血时应：撤退性出血静观其变，大剂量止血从容不迫，内膜转化有理有据，阶梯式撤退有条不紊。大多数妇科医生认为激素很微妙，不敢轻易使用，止步于对症止血，延误了患者的治疗。因此，妇科内分泌医生的一个重要任务就是进行医生教育、患者教育和大众教育。

10. 坚守道德底线

妇科内分泌疾病的诊治，涉及多方伦理考量，特别是生育和辅助生育技术的应用，牵涉几代人。我们不能唯技术论，认为我们掌握了某种助孕技术（患者称其技术为"送子观音"），就真的把自己当成"送子观音"。我们应该让适合怀孕的女性孕育健康的单胎，对于任何影响后代的措施，我们需要谨慎再谨慎，某些貌似很好的助孕措施未必能得到理想的效果，人类的复杂性不是一朝一夕单纯通过简单技术就能解决，我们能做的就是尽量尊重自然，科学治疗。

妇科内分泌医生应该具备的特质

妇科内分泌，是妇产科领域中既需要缜密的思维，又需要有较强的动手能力，同时又需要有良好沟通能力的学科，总的来说妇科内分泌医生需要如下的特质。

11. 具有较高的情商

进行基础研究主要需要的能力是智商，需要有好的点子，而临床医生在智商的基础上，还需要较高的情商。情商是在与人沟通时所需要的能力，而沟通在妇科内分泌疾病的诊治中十分重要。由于妇科内分泌知识往往晦涩难懂，患者很难理解，与妇科内分泌互相配合的其他科医生，甚至妇产科内的医生也对妇科内分泌不甚了解，而且即使同为妇科内分泌医生，对同一问题的分析，也会有所分歧。因此与患者、其他科室医生、妇产科内的医生、妇科内分泌同事间沟通就成为妇科内分泌医生的必备技能。

　　妇科内分泌疾病几乎需要长期、多次就诊，让患者能坚持在同一个医生处看病，即提高患者的依从性，也是妇科内分泌医生的主要本领之一。沟通不好会导致患者失去信心，频繁更换医生，对患者疾病的治疗和医生在同行中的形象都是不利的。以多囊卵巢综合征为例，关键是要让患者了解这是一个无法治愈、需要长期控制的疾病，而治疗的基础是生活方式调整，只要控制好，患者所担忧的包括生育障碍等问题都可以解决。在妇科内分泌疾病的思路上，同事与自己意见相左也是常见现象，由于内分泌系统的特殊性、神秘性，有时很难明确哪种思路是正确的。求同存异是沟通的关键，同时分歧也会成为一个点子，将指导临床研究，让我们以循证医学的方法，找出分歧的答案。

12. 具有强大的逻辑思维能力

　　虽然生殖内分泌疾病也需要以宫、腹腔镜等手术进行输卵管检查，但内分泌疾病需要有一定的逻辑思维为基础。如在绝经激素治疗中，引发担忧的一个主要因素是发生率极高的子宫肌瘤，子宫肌瘤作为一种雌激素依赖性肿瘤，虽然是良性，但会不会在绝经激素治疗中不断生长？逻辑应该是这样的：肌瘤是在患者绝经前长出，而绝经前卵巢功能尚存，产生的雌激素是绝经激素治疗的雌激素水平的 5 ～ 10 倍，因此绝经激素治疗对肌瘤的总体影响非常小，而这一逻辑推论实际上获得了大量循证医学的支持。

13. 广闻博采，熟知多个科室的知识

妇科内分泌疾病有一个特点，就是一种疾病说是一种病，其实是多种疾病的一个共同临床表现，如不育和反复流产，其病因包括了内科和妇产科等多个学科的疾病。此外，一种病会导致多种结果，可能会牵涉到多个科室，如多囊卵巢综合征和绝经，虽然是一种病，但其结果并非仅局限于妇科内分泌问题，还可能导致多种代谢问题，涉及内分泌科、心内科、骨科和妇科肿瘤等。因此，妇科内分泌医生还要对这些科室的疾病有所了解。

在本书中，我将依照妇科内分泌的思维方式和特点，谈一谈个人在多囊卵巢综合征的诊断和治疗中的经验。

认识多囊卵巢综合征

14. PCOS 并非是一种单一的疾病，而是一种临床综合征

多囊卵巢综合征（polycystic ovarian syndrome，PCOS）是育龄妇女最常见的内分泌紊乱综合征。其典型的临床表现为月经异常、不孕、多毛、肥胖等，并随年龄的增长而使胰岛素抵抗、高胰岛素血症、糖脂代谢异常、心血管疾病危险增加，子宫内膜癌和乳腺癌发病率增加。近年来随着研究不断深入，我们认识到 PCOS 并非是一种单一的疾病，而是一种多病因、表现极不均一的临床综合征。研究发现：PCOS 患者比同龄人早 10 ～ 20 年患代谢等疾病；PCOS 患者 30 年后高血压发病率比正常妇女高8 倍；糖尿病发病率高 6 倍；子宫内膜癌、乳腺癌发病率高 2 倍；心脏病、心肌梗死也明显增高。最近的国内一项研究显示，体外

受精周期中，超促排卵所致的超生理激素环境可能通过影响输卵管的运动及功能导致异位妊娠的发生。PCOS及输卵管因素不孕患者异位妊娠风险显著增高，复苏周期异位妊娠风险显著降低。

PCOS的主要后果和特征：①代谢综合征：包括糖和脂的代谢异常，从而导致患者易罹患糖尿病和各种心血管疾病，相当多的其他疾病也会导致这些问题，而且胰岛素抵抗的判断极为复杂，不易掌握，代谢问题的产生与慢性高雄激素有紧密联系。②雄激素过多：高雄激素影响患者体脂分布和形象，也是导致排卵障碍和代谢异常的直接原因，雄激素测定变化也较大，且与体征的符合率不高。③高雄激素症状：其能较好反映雄激素活性，但是有较大的种族差异。④排卵障碍：导致月经不调、不育和子宫内膜病变。⑤促黄体素与促卵泡素的比值（LH/FSH）：虽然其应用也比较普遍，但存在不同体重和测定所用试剂盒的差异。⑥卵巢的多囊改变，即PCO。目前的各种诊断标准均出于对上述指标的综合。

15. 高雄激素临床表现是 PCOS 诊治的核心

PCOS的诊断分型：按有无肥胖及中心型肥胖、有无糖耐量受损、糖尿病、代谢综合征及有无高雄特点分为3类：①经典PCOS：排卵障碍和高雄激素，有或无PCO，代谢障碍表现可能较重。②排卵型PCOS：只有高雄激素及PCO，月经规律，也称为月经规律型，代谢障碍表现较轻。③无高雄激素 PCOS：只有排卵障碍和 PCO，代谢障碍表现较轻。

在诊断 PCOS 中还需要排除由于中枢神经系统和卵巢本身的问题造成的排卵障碍以及由先天性肾上腺皮质增生和分泌雄激素肿瘤等造成的高雄状态。高雄激素血症和高雄症状是 PCOS 诊治的核心。高雄激素是鉴别其他原因导致的稀发排卵和多囊卵巢综合征的关键点，是与代谢异常最相关的 PCOS 特点，是治疗成功与否的关键预测因子，是进行多中心 PCOS 临床研究最好的客观指标。

下面再通过 3 个病例进一步认识 PCOS。

精彩视频讲解

【病例一】

宋某，18 岁，学生，否认性生活史。12 岁第二性征发育，16 岁仍无月经来潮。其系第一胎第一产，正常分娩，出生体重不详，无窒息，生长发育与同龄人相仿，学习成绩好。17 岁就诊，当地考虑 PCOS，给予地屈孕酮口服有撤退性出血，停药后仍闭经，曾口服中药治疗仍无月经来潮。

查体：身高 1.64m，体重 85kg，体重指数（BMI）31.6；第二性征发育，乳房Ⅴ级，双乳无泌乳，乳周无长毛，脐下多毛。

相关检查结果：闭经期间性激素（黄体酮注射液 20mg 肌内注射，次日检查）检查，卵泡刺激素（FSH）3.69IU/L、黄体生成素（LH）8.19IU/L、雌二醇（E_2）45pg/ml、孕酮（P）

1.38ng/ml、睾酮（T）0.47ng/ml、催乳素（PRL）13.24ng/ml；甲状腺功能正常；肝、肾功能正常；血脂正常；促肾上腺皮质激素（ACTH）16.9pg/ml，24小时尿游离皮质醇（UFC）36.45μg/24hr，血皮质醇（F）17.58μg/dl，口服葡萄糖耐量试验（OGTT）0分钟、30分钟、60分钟、120分钟、180分钟分别为4.6mmol/L、9.3mmol/L、10.9mmol/L、8.3mmol/L、6.3mmol/L；胰岛素释放试验（INS）0分钟、30分钟、60分钟、120分钟、180分钟分别为24.37μIU/ml、183.42μIU/ml、大于300μIU/ml、199.77μIU/ml、145.70μIU/ml；盆腔超声提示PCO。

诊断考虑为PCOS、胰岛素抵抗、肥胖。按照营养科会诊意见调整生活方式及减重，口服二甲双胍0.5g，每日3次，每月定期服用地屈孕酮20mg，每日一次，连服10日调整月经及保护子宫内膜，3个月复诊。

病例分析：①PCOS因原发性闭经就诊，较少见。PCOS闭经绝大多数表现为孕激素试验阳性，极个别由于无排卵及长期高雄激素血症，闭经时间较长，内膜受抑制，可能首次孕激素试验阴性，可重复试验。②患者存在较严重胰岛素抵抗，治疗关键是减重，调整生活方式，可以给予二甲双胍口服提高胰岛素敏感性等。对于肥胖、胰岛素抵抗、糖尿病的患者可以请营养科会诊，指导治疗。此患者营养科建议：患者不能进食肥肉、油腻的食物、动物内脏、超市包装食品、坚果、肉汤、油炸煎食物、甜饮料、点心、蛋糕、糖、牛奶巧克力和各种酱类。每天食谱：主食3两/日，粗细搭配；蔬菜不限（1～2斤/日），水果1个/日（4～5两），肉2两/日，蛋1个/日，豆浆250ml，油、盐少。运动：每天饭后锻炼1次，40分钟，要求心率130次/分，可快走、慢跑或游泳。③患者闭经原因为无排卵，目前无生育要求，可以周期性孕激素治疗，调整月经周期，保护子宫内膜。此病例反映PCOS患者的异质性，少数患者也可以有原发闭经，而在诊治中关注代谢问题是关键，注重生活方式管理。

精彩视频讲解

【病例二】

高某，24岁，未婚，否认性生活。因月经不规律4年就诊。13岁初潮，月经规律，无痛经。4年前无诱因出现月经稀发，周期40+天，未治疗。2年前减肥，5个月减重20多斤，4个月后出现闭经，曾外院中药治疗无效，后给予人工周期治疗6个月，月经恢复。现停药3个月，无月经来潮。

查体：身高1.60m，体重55kg（之前体重最低45kg），BMI 21.48，无高雄血症表现。

相关检查：闭经期间性激素FSH 8.16IU/L、LH 10.66IU/L、E_2 41pg/ml、P 0.79ng/ml、T 0.39ng/ml、PRL 5.71ng/ml；盆腔超声：子宫大小正常，内膜0.4cm，双卵巢切面可见8～10个小卵泡，较大者小于10mm；甲状腺功能、肝功能、肾功能、血脂均正常。

病例分析：患者4年前出现月经稀发，未就诊，原因无法追溯。2年前因减肥后出现闭经，考虑可能为下丘脑性闭经，但也不能完全除外PCOS，因无当时就诊记录，无法进一步证实。现患者体重增加后下丘脑功能恢复，仍闭经，但PCOS诊断依据也不充分。对于此类患者闭经根本原因为无排卵，但治疗方法都是一样的，既然不清楚就没必要深究，我们就从实用角度出发，解决患者的实际问题，比如无排卵导致的闭经可依此治疗：调整生活方式，维持正常体重；患者无生育要求，调整月经周期，保护子宫内膜即可；患者有生育要求，身体状态允许后行促排卵治疗。此病例的诊治思路充分体现了妇科内分泌独特的思维方式，不要过分纠结诊断，只要没有结构性异常，解决患者的实际问题为根本。

精彩视频讲解

【病例三】

刘某，17岁，学生，否认性生活史。初潮起月经不规律4年就诊。13岁初潮，月经周期15～20天，经期7天，无痛经。2014年当地医院就诊，诊断不详，给予人工周期治疗。近1年间断口服妈富隆（去氧孕烯炔雌醇）治疗，应用妈富隆期间月经较规律。

查体：身高1.66m，体重47.5kg，BMI 17.25，双乳无泌乳及长毛，脐下无长毛，无明显痤疮。2016 年 6 月 21 日（月经第 4 天，未用药）性激素检查为早卵泡期水平；盆腔超声：卵巢多囊样改变，之前性激素曾提示雄激素稍高，OGTT 及 INS 正常，肝功能、肾功能和血脂均正常，甲状腺功能正常，基础体温（basal body temperature，BBT）单相。

病例分析：目前对于青春期 PCOS 诊断标准尚未达成明确共识，临床中关于 PCOS 诊断标准也都是针对成人而制定，且青春期所表现出来的生理特点与 PCOS 的诊断标准又有交叉，因此不宜将针对成年人的 PCOS 诊断标准套用于青春期女性，且会给患者及家属造成不必要的心理负担及阴影。目前更倾向的观点：对于青春期女性不应过早做出 PCOS 诊断，应在月经初潮后 2 ~ 3 年，甚至 3 ~ 5 年后再做诊断。但是不诊断并不意味着不治疗，对青春期 PCOS 治疗主要是针对患者的症状进行，解决患者的实际问题，如月经、肥胖、高雄激素、代谢等问题。本例患者目前治疗：调整生活方式，增加体重；患者无生育要求，可选择避孕药或孕激素周期治疗，调整月经周期，保护子宫内膜。此病例提示关于青春期女性发生貌似 PCOS 的症状时，不应过早做出 PCOS 诊断，但是不诊断并不意味着不治疗，主要是针对患者的症状，解决患者的实际问题。

精彩视频讲解

多囊卵巢综合征的病因和诊断标准

16. PCOS 的发病机制复杂且不明

PCOS 的确切病因尚不清楚，至今无解，可以说一点头绪都没有。现有研究认为，其可能是由于某些遗传基因与环境因素相互作用引起。

遗传因素：PCOS 有家族聚集现象，被推测为一种多基因病，目前的候选基因研究涉及胰岛素作用相关基因、高雄激素相关基因和慢性炎症因子等。

环境因素：宫内高雄激素、抗癫痫药物、地域、营养和生活方式等，可能是 PCOS 的危险因素、易患因素或高危因素，尚需进行流行病学调查后，完善环境与 PCOS 关系的认识。

肾上腺功能的启动与 BMI 密切相关，BMI 越大肾上腺功能启动越早，一些研究发现肾上腺功能过早启动是发生 PCOS 的先兆。

无论从遗传还是环境这两方面都无法找出 PCOS 的确切病

因，到目前为止关于病因的说法是遗传和环境交互作用结果，这听起来很有道理，但实际上这并无意义，因为很多病皆是如此，因此，PCOS病因还有待进一步研究。

17. PCOS 诊断标准多样，但重点不在诊断，而在解决患者问题

由于 PCOS 病因不清，也给准确诊断带来困难，PCOS 的诊断标准实际上一直在变化。目前国际上存在的关于 PCOS 共识的诊断标准有以下几种：1990 年美国国立卫生研究院（NIH）标准；2003 年欧洲人类生殖和胚胎学会与美国生殖医学学会（ESHRE/ASRM）的鹿特丹专家会议推荐标准（以下简称鹿特丹标准），此为目前全球接受程度最高的 PCOS 的诊断标准；2006 年雄激素过多学会（androgen excess society，AES）标准；我国在 2011 年由国家卫生和计划生育委员会（以下简称卫计委）牵头，多位中国专家参与下，在鹿特丹标准的基础上制定了中国《多囊卵巢综合征诊断标准和治疗规范》。

（1）1935 年 Stein 和 Leventhal 首次提出卵巢多囊性改变（PCO）、肥胖、多毛等这些症状（S-L 征）的描述性诊断，我们目前常用来描述卵巢外观的主要词汇，如包膜增厚、瓷白色和多囊样改变等，就是来自这两位前辈。

（2）1990 年，NIH 提出了第一个成文的 PCOS 诊断标准。标

准包括慢性无排卵、临床高雄激素症或生化高雄激素血症并且除外其他已知病因。但由于 B 超是否有 PCO 改变备受争议，而未将 PCO 纳入诊断标准。但符合这两条标准的是 PCOS，这一点是至今一直被广泛认可且没有争议，我们可以把满足这两条标准的 PCOS 称为经典型 PCOS。

（3）随着时代发展，发现 NIH 诊断标准可能会遗漏部分人群，于是 2003 年在荷兰鹿特丹召开的 ESHRE/ASRM 的年会上重新把卵巢的多囊改变也纳入到诊断标准中，制定出三条标准：①稀发排卵或无排卵；②高雄激素的临床表现和（或）高雄激素血症；③超声表现为卵巢多囊改变。上述 3 条中符合 2 条，并排除其他高雄疾病，方可诊断。如先天性肾上腺皮质增生症（CAH）、库欣综合征、分泌雄激素的肿瘤和外源性雄激素引起的高雄激素表现。因为在雄激素过多的患者中有 1.5%～ 6.8%患有非典型先天性肾上腺皮质增生症，故应先排除。按照这一诊断标准，又可将 PCOS 分为经典型、无高雄激素型、有排卵型共 3 型。经典型 PCOS 表现为月经异常和高雄激素表现和（或）高雄激素血症，有或无 PCO，代谢障碍表现较重；无高雄激素型 PCOS 的特征是只有月经异常和 PCO，代谢障碍表现较轻；有排卵型 PCOS 的特征是高雄激素血症和（或）高雄激素表现，有PCO 改变。鹿特丹标准是目前全球较为公认的 PCOS 诊断标准，囊括了最多的患者。

（4）鹿特丹标准实行一段时间后，对于按照纳入标准的只符合"高雄 +PCO"的月经规律型或者只符合"稀发排卵 +PCO"的无高雄型的患者是否应诊断为 PCOS 存有争议，因此成立了专门针对 PCOS 雄激素过多协会。该协会在 2006 年推出的标准为经典型 PCOS（无排卵 + 高雄）和月经规律型 PCOS（高雄激素 +PCO），但是去除了无高雄激素型 PCOS（无排卵 +PCO）。

（5）此外，1990 年日本制定出标准：①月经异常；② LH 增高，FSH 值正常或上升；③超声见卵巢内 PCO 改变。此标准制定的背景是亚洲人高雄激素的症状没有欧美人突出，更加无法准确判断，因此去除了高雄激素的标准。而对于 LH/FSH 比值上升，虽然也比较普遍，但是存在不同体重和测定所用的试剂盒的差异，现今并未广泛采用。

（6）2011 年由卫计委牵头，中国专家制定了符合中国人特点的《多囊卵巢综合征诊断标准和治疗规范》，必须条件是有稀发排卵或者无排卵的临床表现，同时符合下列两项或一项：①有高雄激素的临床表现或高雄激素血症；②超声表现为 PCO，但需排除高雄激素疾病（迟发型先天性肾上腺皮质增生、库欣综合征、卵巢或肾上腺分泌雄激素肿瘤等）、月经异常疾病（低促性腺激素或低促性腺激素性闭经、甲状腺功能异常和高泌乳素血症等）及引起异常子宫出血的器质性疾病，显然我国的诊断标准更重视排卵障碍问题。

可以说，上面的各种诊断标准，都还只停留在共识的阶段，不是真正意义上的标准。因为一个标准，应该根据高水平的循证医学证据来制定，但对于多囊卵巢综合征而言，在病因尚未明确的情况下，诊断的循证医学证据就无从谈起。而共识，顾名思义就是共同的看法，共识的制定主要取决于共识制定会议的参加者。如前文所述的 AES 的共识，就是由一组对雄激素非常感兴趣的专家组成，因此，制定出高雄激素症状或高雄激素血症为必要条件的共识也就顺理成章。中国由于观念相对传统，对于生育后代非常重视，加之高雄激素症状在中国的发生率普遍低于欧美，因此专家受其影响，适应国情，将稀发排卵和无排卵视为必要条件也是可以理解的。

虽然多囊卵巢综合征显得复杂混乱，但我们在诊断时，不必陷入上述纷乱的诊断标准，在确切的病因还无从知晓的状况下，我们实际上要解决的主要不是诊断，而是要解决患者问题。上述各个标准中，其实无非就是高雄激素、排卵障碍和 PCO 的各种排列组合，其中最需要解决的就是高雄激素和无排卵问题，PCOS 的各种严重后果也都是由这两个问题所造成，这两个问题存在任何一个，都必须解决，只要将其解决，患者究竟是不是 PCOS 就不那么重要了。此外，高雄和排卵障碍也就是我们所说的经典型 PCOS，在临床工作中应抓其重点，解决患者的问题，方是我们做医生的职责所在。

18. PCOS 的诊断是排除性诊断

无论是目前国际上比较公认的鹿特丹标准还是 2011 年我国专家制定的符合中国人特点的《多囊卵巢综合征诊断标准和治疗规范》，都强调 PCOS 的诊断是排除性诊断，需要排除高雄激素疾病，如迟发型先天性肾上腺皮质增生、库欣综合征、分泌雄激素的肿瘤和外源性雄激素引起的高雄激素表现等；排除月经异常疾病包括低促性腺激素或低促性腺激素性闭经、甲状腺功能异常、高泌乳素血症以及引起异常子宫出血的器质性疾病。排除相关诊断后方可给予 PCOS 诊断，那么如何进行排除？

（1）迟发型先天性肾上腺皮质增生以 21- 羟化酶缺乏症最为常见，这类疾病通常会有孕酮水平升高，而且与月经周期无关，如果有条件可以测定血 17α- 羟孕酮（17α-OHP）和睾酮水平进行诊断，有时需结合 ACTH 兴奋试验进行鉴别。

（2）库欣综合征根据测定血皮质醇、24 小时尿游离皮质醇、小剂量地塞米松抑制试验确诊。

（3）卵巢或肾上腺分泌雄激素肿瘤，临床有音低、喉结、阴蒂肥大等男性化表现，进展迅速，血睾酮水平达 150 ～ 200ng/dl 以上，影像学检查显示卵巢或肾上腺存在占位病变。

（4）高泌乳素血症根据血清泌乳素升高较严重，有泌乳现象，而 LH、FSH 水平偏低，垂体 MRI 可能显示占位病变。

（5）原发性卵巢功能不全（POI）患者年龄小于 40 岁，月经稀发或闭经至少4个月，两次随机（间隔＞4周），FSH＞25 IU/L。

（6）功能性下丘脑性闭经根据血清 FSH、LH 正常或低下，E_2 相当于早卵泡期水平，无高雄激素症状进行诊断。

（7）甲状腺功能异常通过甲状腺功能及抗甲状腺抗体等进行鉴别。

总之，对于 PCOS 排除性诊断，我们应完善相关检查，排除相关疾病，方可明确诊断。

19. PCOS 诊断标准的判读

前面提到，各种 PCOS 的诊断标准主要为 PCO、高雄激素和排卵障碍的各种排列组合，对于患者而言，需要解决的问题是高雄激素症状、月经失调、肥胖和排卵障碍性不育。所以，当面对一个疑似 PCOS 患者时，为了诊断就要明确是不是有排卵障碍、高雄激素和 PCO；为了解决患者的问题，就要明确月经问题的根源、肥胖的程度、高雄激素症状的严重性以及不育的影响因素。当然，该病是无法根治的，而且 PCOS 对患者具有无法预知的远期危害，如糖尿病、高血压、心脑血管疾病以及子宫内膜病变，这些并发症应在初次就诊时告诉患者。

（1）月经稀发：其指闭经或者月经周期超过 35 天以上，本质即是稀发排卵或无排卵。需要注意的是，月经正常的人也不一定有排卵，可以通过基础体温测定、B 超监测排卵或月经后半期孕酮测定来判断有无排卵。在这些方法中，基础体温测定是最简便易行的。在明确有排卵障碍后，还应该通过激素水平测定，排除引起月经稀发的其他原因（如高泌乳素血症、垂体瘤、卵巢早衰和低促性腺激素性卵巢功能低下等）。

（2）高雄激素：高雄激素的诊断实际上包括 3 条：痤疮、多毛和血浆雄激素水平，3 条中符合任意一条便可以诊断高雄激素。高雄激素的判断方法如下：①痤疮：学名慢性毛囊皮脂腺炎，又称粉刺、青春痘。痤疮是由双氢睾酮（dihydrotestosterone，DHT）造成，DHT 是睾酮通过 5α- 还原酶转化而来，其雄激素活性远高于睾酮。皮肤及其附属器官的任何与雄激素有关的表现，皆是由 DHT 造成。DHT 刺激皮脂腺分泌过盛导致皮脂腺中游离脂肪酸过高，亚油酸过低，痤疮丙酸菌生长繁殖，便形成痤疮。实际上，在中国人中，患痤疮等高雄激素的症状远轻于欧美人，因此中国的标准无法套用国际上通用的痤疮评分标准，在中国的标准中痤疮的判断依据是面部、前胸和后背等处连续 3 个月以上出现 3 个或 3 个以上痤疮。②多毛：由于上述同样的原因，国际上通用的多毛判断指标在中国人身上并不适用，因此，在中国的指南中多毛主要是指性毛（粗硬的长毛）的增多，指对性激素有反应的（面部、下腹部、大腿前部、胸部乳房、耻骨处等）部位毛发的增多，简单可以理解为凡是男性有毛发生长而女性应该没有毛发生长的部位，出现了毛发生长，即为多毛。③血浆雄激素水平：抽血测总睾酮水平是判别高雄激素的方法之一，但是总睾酮中 98% 左右是与性激素结合球蛋白或白蛋白结合，而游离状态的睾酮才是有生理作用的睾酮。但是游离睾酮的测定工序非常复杂，临床难以应用，因此能测定各项雄激素水平与高雄体征的符合率不高。游离睾酮指数（FAI= 总睾酮 /SHBG 浓度 ×100）由于考虑到了性激素结合球蛋白（SHBG），所以相对准确一些，但 SHBG 也与其他性激素结合，部分雄激素还和白蛋白结合，而白蛋白又与多种物质结合，且波动很大，因此还是不能反映雄激素的真正活性，最终高雄激素的判断还是应当依赖于高雄激素体征。

（3）卵巢多囊改变：其是超声检查对卵巢形态的一种描述，是指一侧或者双侧卵巢里面有 12 个以上直径 2 ～ 9mm 的卵泡，和（或）卵巢体积 ≥ 10cm³[卵巢体积 =0.5× 长径（cm）× 横径（cm）× 前后径（cm）]。这里与以前判断有所差异的是卵泡数量以整体卵巢中的总数为准，不再强调一个切面中有多少卵泡，且单侧 PCO 也算。

除了上述事关诊断的三个问题需要判断外，在诊断 PCOS 后，更重要的是判断疾病的程度。辅助检查与化验主要目的并不是用来诊断 PCOS，而是靠它们评估 PCOS 严重程度，以指导进一步用药以及判断患者能否怀孕。判断严重程度的三个标准为是否有肥胖、胰岛素抵抗及代谢综合征的存在。根据综合判断来区分 PCOS 各种亚型，以指导其处理，判断预后，制定长期的治疗策略。

20. PCOS 呈异质性、不可治愈性且进行性发展

多囊卵巢综合征，该病的名字很专业，可能非专业人士没有几个能清楚是怎么回事，即使妇产科医生能知道这是什么病的也不多，但这个病的名字却让很多人如雷贯耳，主要是因为这个病确实有点诡异，且发病率高、病因不清、不同患者表现不一。PCOS 的特点包括异质性、不可治愈性、进行性发展。如何理解PCOS 三大特点呢？

首先看异质性，所谓异质性就是不一样，最大特点就是没有一个统一的特征，临床表现多样，实验室检查和辅助检查差异也很大，如临床表现可以有胖或不胖，有或无痤疮、多毛，也有月经还算规律甚至可以自然怀孕的情况；检查也是雄激素可高也可能不高，甚至卵巢的多囊改变也可能有或无。这种异质性在大多数躯体疾病中是不常见的，如肺炎，90% 以上的肺炎患者都有胸痛、咳嗽、气短等症状，且白细胞升高和胸部 X 线片有阴影，即使非典型肺炎也会有以上大部分症状。而多囊卵巢综合征的特点为多毛、痤疮、肥胖、卵巢多囊改变和高雄等，每一种最多只有50% 患者具有，这使 PCOS 的诊断变得极为困难，至今无成熟的诊断方法，只能用类似精神疾病的若干条标准中符合几条，以这种方法来诊断。具体来说，主要体现在：①临床表现不同：包括闭经、多毛、肥胖、不孕等主要症状，可能在不同的患者中发生情况不一样。同样是 PCOS，有些患者可以没有某些症状，而

另一些则表现极为突出。②实验室检查结果不同：雄激素和 LH/FSH 在不同患者中的水平截然不同，且与临床表现不相符，比如雄激素水平和多毛痤疮的相关性较低。③辅助检查结果各异：作为标志性结果的卵巢多囊改变在很多 PCOS 患者中并未检测到，但却可能存在于很多非 PCOS 的人群中。

其次是不可治愈性，也就是说 PCOS 需长期用药控制。目前认为 PCOS 是遗传性疾病，可能是由多个基因的异常造成，且发生机制不明，因此彻底治愈基本上不可能。如果病因都不清楚，这种病治不好也是顺理成章，这一点十分重要，意味着需要长期关注、坚持不懈地治疗，不要幻想有什么根治方法，一切宣称能彻底治好的宣传都是假的。PCOS 需长期控制，控制好的患者则与正常人无异。

最后是进行性发展，若不积极干预，PCOS 患者病情可能会进行性发展，对患者健康影响最大是长期低度高雄对代谢的影响，出现代谢综合征、糖代谢异常导致糖尿病、脂代谢异常导致心血管疾病。多囊卵巢综合征如果不去积极管理，会比同龄人更易患代谢性疾病、心血管疾病、子宫内膜癌等，所以需要积极控制。由于排卵障碍长期的无对抗雌激素刺激可能发展为子宫内膜癌，且排卵障碍也会造成不育。在这众多的问题中，代谢问题是首要关心的问题。

多囊卵巢综合征的临床表现及发生机制

21. 月经稀发为 PCOS 典型且最为常见的月经异常表现

月经四要素包括月经规律性、月经周期、月经量及经期长度，PCOS 月经异常表现多样，月经四要素均可以表现异常，甚至表现为闭经。PCOS 患者偶尔也可以有规律月经，但规律月经并不能排除 PCOS，因为 5%～10%的 PCOS 患者可以有规律的排卵功能，且有些 PCOS 患者是雌激素撤退性出血，也就是有卵泡生长发育，但未发生排卵，卵泡闭锁时造成雌激素水平下降而出血，也有可能比较规律。月经稀发为 PCOS 典型且最为常见的月经异常表现，有报道 PCOS 患者约占月经稀发患者的 90%。PCOS 的闭经绝大多数表现为继发性闭经，患者在闭经前常有月经稀发或过少，偶见闭经与月经过多相间出现，原发闭经者较少见。PCOS 占闭经患者的 20%～50%，占不规则出血妇女的 30%。经量往往不多，但在子宫内膜增生的患者中可以表现阴道大量出血，甚至因此导致贫血。PCOS 患者月经异常的情况各异，也体现了 PCOS 患者的异质性。

22. PCOS 造成月经异常的排卵障碍发生机制还不明确

PCOS 的病理机制还没有确切结论，与神经-内分泌-代谢失调有关，遗传、环境、情绪及生活方式等均影响疾病的发生发展。正常排卵性月经依赖于下丘脑-垂体-性腺轴各层面生殖激素间动态平衡，PCOS 患者下丘脑-垂体-卵巢-肾上腺轴异常以及代谢等一系列问题的改变导致排卵功能异常，最终表现为月经异常。目前能够得到公认的为胰岛素抵抗（IR）和高胰岛素血症。高胰岛素血症可刺激卵巢中的胰岛素和胰岛素样生长因子-I（IGF-I）的受体，使卵巢过多地分泌雄激素；也可作用于垂体胰岛素受体，使 LH 水平增加，间接促进卵巢的生物合成；同时高胰岛素血症抑制肝脏中性激素结合球蛋白，使血清游离雄激素增多，生物活性增强，引起发育中卵泡闭锁而不能形成优势卵泡，从而造成月经不调甚至闭经、不育。过多的雄激素抑制胰岛素与靶组织结合，影响组织对胰岛素的敏感性，又加强了 IR，从而导致恶性循环，成为 PCOS 患者持续无排卵和对促排卵药物不敏感的根本原因。

23. PCOS 无排卵性子宫出血为雌激素突破性出血或雌激素撤退性出血

PCOS 患者的无排卵性子宫出血主要由于患者不排卵，无孕激素产生，长期单一雌激素作用，可以是雌激素突破性出血，也可是雌激素撤退性出血。由于长期雌激素刺激，子宫内膜过度增殖和结构脆弱导致局灶性脱落，表现为不规则出血且难以预测，此为雌激素突破性出血；雌激素撤退性出血是由于雌激素刺激强度和子宫内膜增殖程度，随新生卵泡生长或闭锁而变化，雌激素水平始终处于不稳定状态，最终由于卵泡闭锁和雌激素的突然降低而引起大量子宫出血。无论是雌激素突破性出血还是雌激素撤退性出血，关键点在于缺少孕激素，这对子宫内膜不安全，且易发生子宫内膜病变。

24. 判断 PCOS 患者有无排卵需进行多项排卵监测

PCOS 患者常表现为稀发排卵或无排卵。稀发排卵或无排卵是鹿特丹诊断标准条件之一，也是我国 PCOS 诊断标准中的首要条件。临床中又不能仅通过月经情况就断定是否有排卵，需要进行排卵监测，评价患者有无排卵。判断标准：①月经异常 [初潮

2 年（也有认为 3 ～ 5 年）不能建立规律月经，月经四要素表现异常]、闭经（PCOS 偶见原发性闭经，常表现为继发性月经失调。继发性闭经定义为停经时间超过 3 个以往月经周期或月经周期≥ 6 个月）、月经稀发 [月经周期≥ 35 天或每年≥ 3 个月不排卵者（WHO Ⅱ型无排卵）]。②月经规律并不能作为判断有排卵的证据。③监测排卵方法通常有基础体温测定、B 超监测、月经后半期孕酮测定以明确是否有排卵。BBT 为最简单易行的方法，BBT 双相可以判断 90% 患者有排卵 [有 10% 为未破裂卵泡黄素化综合征 (LUFS)]；B 超监测排卵最为准确；下次月经前的 5 天、7 天、9 天测孕酮值，即黄体中期测孕酮值≤ 3ng/ml 为无排卵，这是基于在正常黄体中期时孕激素值最高，在最高时值低，则说明无排卵。④促卵泡激素和雌激素水平正常，目的在于排除低促性腺激素性性腺功能减退和卵巢功能早衰。

25. 高雄的判断主要依据为高雄激素临床表现

女性雄激素主要来源于肾上腺，卵巢也能分泌部分雄激素，主要是睾酮、雄烯二酮（A）及脱氢表雄酮，卵巢间质细胞和门细胞主要合成与分泌睾酮，还有少量通过外周组织转化而来。正常妇女体内雄激素有睾酮、双氢睾酮、雄烯二酮、脱氢表雄酮及硫酸脱氢表雄酮（DHEA-S）5 种，具有生物活性的是不与性激素结合球蛋白结合的游离睾酮。在皮肤、毛囊发挥雄激素效能的是双氢睾酮，它是雄烯二酮、睾酮经过局部 5α- 还原酶催化转变而来。高雄激素血症诊断：总睾酮、游离睾酮、游离睾酮指数高于实验室参考正常值（游离睾酮指数 = 总睾酮 /SHBG 浓度 ×100）。但因游离睾酮的测定工序非常复杂，临床难以应用，所以临床上常规检查项目仅为血清总睾酮水平。多毛、痤疮、脂溢性皮炎、毛孔增粗和雄激素性脱发是 PCOS 高雄激素血症常见的临床表现。

多毛：是指雄激素依赖性性征毛发过度生长，PCOS 的多毛表现为面部或躯体表面多毛，分布于唇上、下颌、乳晕周围、脐下正中线、耻骨上、大腿根部等处。目前认为，中国女性在上述部位有粗硬长毛即为多毛，即使只有一根长毛也可认为是多毛，但小腿及前臂的多毛没有意义，而大腿及上臂长毛可以认为多毛，反映雄激素活性增高。改良 Ferriman-Gallwey（F-G）评分是评价多毛的金标准，但因毛发的生长存在种族差异，所以统一应用 F-G 评分，超过 7 分定义为多毛有缺陷。目前尚缺乏适合中国人群的多毛评分标准。

痤疮就是毛囊皮脂炎，多见于面部，如前额、双颊、前胸、后背，肩部也可出现。中国妇女连续 3 个月出现多处痤疮，即反映雄激素水平增高。

高雄性脱发主要发生在头顶部，向前可延伸至前头部，但不侵犯发际，向后可延伸到后头部，但不侵犯后枕部，只是头顶部毛发弥漫性稀少、脱落，它即不会侵犯发际，也不会光头。在诊断高雄时，高雄激素临床表现优于高雄激素血症，因为目前临床只能查总睾酮，而有活性的是游离睾酮且检测太复杂，所以诊断高雄主要依据为高雄激素临床表现。

26. PCOS 高雄状态影响患者受孕率和活产率

PCOS 高雄状态的近期、远期危害很多，且不容忽视。近期危害包括多毛、痤疮、排卵障碍、不孕、不良妊娠、子宫内膜增生等，远期危害包括代谢综合征、心血管疾病、脂肪肝、糖尿病、精神神经病变、肿瘤等。研究表明，高雄在多囊卵巢综合征发生和发展的过程中起了重要的作用，育龄期月经不调的妇女雄激素水平显著升高。高雄激素通过雌酮/雌二醇比例增加、性激素结合球蛋白降低、游离雄激素增加等抑制卵泡发育，导致卵泡闭锁，从而引起排卵障碍。高雄激素反馈性使 LH 增加，LH/FSH 升高，导致排卵障碍。雄激素对卵泡的影响机制：低浓度雄激素在卵泡内增加芳香化酶活性及雌激素，高浓度雄激素向DHT 转化，不能将雄激素优势转化为雌激素优势，抑制卵泡发育，无排卵。卵泡液中雄激素水平升高导致优势卵泡发育停滞或退化。PCOS 患者卵泡的颗粒细胞不会凋亡（闭锁），只是单纯性停止生长，仍可对 FSH 刺激产生反应。

高雄降低 PCOS 患者受孕率和活产率，多元回归分析显示，

PCOS 患者受孕率与 FAI 降低存在着显著的正相关，FAI 降低，活产率升高。高雄激素降低子宫内膜的容受性，影响着床，导致妊娠早期流产。高雄还影响胚胎质量，在试管婴儿过程中胚胎质量十分重要。高雄影响胚胎质量机制为：高雄导致颗粒细胞分裂与凋亡功能异常；卵母细胞完成减数分裂、受精、形成胚胎，继续发育的能力降低；卵母细胞中滑面型内质网增多，最终导致卵母细胞和胚胎的发育潜能有所下降，降低 PCOS 不孕患者的胚胎质量。

27. PCO 只是一种征象，不是一种疾病，也不是手术的指征

PCO 是一种卵巢形态的描述，指卵巢增大、包膜呈光滑瓷白色，外周具有多个囊状卵泡，直径 2 ～ 9mm，中央间质增多。PCO 诊断标准：①一侧或双侧卵巢直径 2 ～ 9mm 的卵泡≥ 12 个，和（或）卵巢体积≥ 10cm³[卵巢体积 =0.5× 长径（cm）× 横径（cm）× 前后径（cm）]。需要注意的是阴道超声的结果较准确，有性生活的妇女建议经阴道超声检查，无性生活者可采用经直肠超声检查，应在早卵泡期（月经规律者）或无优势卵泡状态下超声检查，卵泡数目测量应包括横面与纵面扫描。②卵泡直径＜ 10mm，取横径与纵径的平均数。这里提出一个易被混淆的概念，即多囊卵巢综合征与卵巢多囊改变不是一回事，卵巢

的多囊样改变在正常人、服避孕药者以及其他原因没有排卵者中是常见的表现。50%～70%的PCOS患者有PCO，正常人群中16%～22%同时伴有PCO，正常妊娠妇女8%～25%卵巢呈现PCO，服用避孕药的妇女14%卵巢呈现PCO。临床上确认PCO对明确PCOS诊断非常重要，但PCO的形态变化并不是PCOS患者的特有表现，也不是诊断PCOS所必备的条件，PCO只是一种征象，而不是一种疾病，也不是手术的指征。

28. 肥胖导致高胰岛素血症和胰岛素抵抗的可能机制主要有四方面

PCOS中肥胖患者比例为20%～60%，肥胖是公认的发生胰岛素抵抗最常见的危险因素。肥胖患者发生胰岛素抵抗的可能机制如下：①高胰岛素血症的蛋白分解作用：既往研究表明，胰岛素分泌与体内脂肪组织积聚、特别是腹内脂肪积聚呈正比，肥胖者常出现高胰岛素血症。美国德州大学医学院实验室的研究表明，细胞长期暴露于高浓度胰岛素情况下可使其胰岛素受体β亚单位发生蛋白分解，产生β'片段。β'片段可以抑制胰岛素受体的磷酸化过程，导致受体后水平上的胰岛素作用降低。这是发生胰岛素抵抗的一个可能机制。②代谢紊乱：肥胖时发生的代谢紊乱主要体现在脂代谢上。表现为血中游离脂肪酸（FFA）水平增高，胆固醇、甘油三酯及各种载脂蛋白异常。血中游离脂肪酸增高可促进胰岛素的分泌，同时也可使肝脏、肌肉等外周组织对葡萄糖的摄取利用降低，肝脏糖异生增加，加重胰岛细胞负担。肥胖时还会出现皮质醇水平升高引起或加重胰岛素抵抗的发生与发展。③细胞因子作用：另一类对肥胖与胰岛素抵抗发生有影响的因素是细胞因子，脂肪组织可分泌肿瘤坏死因子（TNF-α），TNF-α与脂肪组织积聚呈正比。肿瘤坏死因子可通过旁分泌作用直接抑制细胞膜上葡萄糖转运蛋白，使其表达减少，功能减退，还可影响胰岛素与胰岛素受体亲和力，抑制胰岛素受体磷酸化而导致胰岛素作用降低。④过氧化物酶体激活物增殖体受体γ（PPARγ）功能障碍。以上这些机制可引发和加重胰岛素抵抗。而高胰岛素血症又可以刺激食欲，促进脂肪储存，引起肥胖，形成恶性循环。

29. 高胰岛素血症、胰岛素抵抗与高雄激素血症互为促进、互为因果

胰岛素抵抗和高胰岛素血症通过以下机制引起高雄激素血症：

（1）胰岛素可直接作用于卵巢的卵泡膜细胞，使卵泡膜细胞内多糖肌醇介导的细胞上色素 P450c17α 酶活性增强，从而加速细胞内生成雄烯二酮及睾酮的过程，引起高雄激素血症。

（2）胰岛素抑制肝脏合成性激素结合球蛋白，导致血清游离睾酮、游离雌二醇水平增高，高雌激素血症增加了垂体、黄体生

成素的分泌，进一步刺激卵巢雄激素分泌。

（3）胰岛素通过作用于卵巢表面的胰岛素样生长因子受体或自身受体，使卵泡膜细胞合成过多的雄激素。

（4）胰岛素抑制肝脏合成胰岛素样生长因子结合蛋白 -1（IGFBP-1），使循环中的 IGFBP-1 降低；还通过作用于卵巢上的胰岛素受体而抑制卵巢颗粒细胞产生 IGFBP-1，IGF-1 增加，从而促进卵泡膜细胞合成雄激素。

（5）胰岛素可能在垂体水平促进 LH 的分泌，或在卵巢水平协同 LH 刺激卵巢雄激素的合成、分泌增加。

（6）高胰岛素血症可加强 ACTH 的作用，刺激肾上腺产生雄激素增多。

（7）过多的雄激素在肥胖患者的周围脂肪组织中通过芳香化作用转化为雌激素，表现为相对的高雌激素血症，通过调节促性腺激素释放激素（GnRH）的释放，导致 LH 分泌增加，促卵泡激素分泌下降，升高的 LH 进一步刺激卵巢产生雄激素。胰岛素抵抗、高胰岛素血症和高雄激素血症导致 LH 水平升高、LH 峰早现，FSH 浓度下降阻碍正常颗粒细胞的分化，卵巢内雌激素缺乏，从而导致卵泡成熟障碍、慢性无排卵，继而不孕。

30. 肥胖对女性影响重大

（1）肥胖对女性机体影响

①肥胖不但影响 PCOS 患者的生殖功能，导致不育、月经失常，还影响 PCOS 患者的妊娠结局，增加了妊娠糖尿病、妊娠高血压、早产、巨大儿和死产的危险。

②肥胖加重了子宫内膜癌、乳腺癌的发病危险，这可能是由于持续无排卵及外周脂肪组织中芳香化酶将雄激素转化为雌激素，从而导致无对抗雌激素持续作用的结果。

③肥胖加重了 PCOS 患者的代谢和内分泌特征异常，心血管疾病的危险增高。肥胖加重了胰岛素抵抗，导致高胰岛素血症、高雄激素及高瘦素血症，导致代谢综合征发生率增加。

（2）肥胖对女性代谢方面的影响：肥胖与 PCOS 是两类疾病，肥胖更多的是环境因素的结果，而不是 PCOS 的致病原因。肥胖也不是 PCOS 诊断所必须的临床表现，但肥胖却是 PCOS 常见的表现，PCOS 中肥胖患者比例为 20%～60%，而且常呈腹部肥胖型（中国的标准腰围/臀围≥0.8）。肥胖的 PCOS 患者高胰岛素血症（HI）发生率约为 75%，肥胖是公认的发生胰岛素抵抗最常见的危险因素，同时肥胖本身也是糖尿病和心血管病的重要诱因，与高血压密切相关，65%～75% 的原发高血压被认为是肥胖所致，因此肥胖的 PCOS 患者糖尿病、心血管病的危险增高。

（3）肥胖对生殖系统的影响：正常月经和生殖功能的维持需要临界的脂肪储存量和足够的营养环境，体重对生殖功能的影响呈倒 U 字形，即体重极高和极低时生育能力下降。该学说提出，下丘脑接受一个与代谢率或摄食有关的信号以启动青春发育，并认为机体需要临界或适当的脂肪量才能排卵和承担耗能 5000kcal 的妊娠。尽管一定的脂肪含量是女性生殖功能发育的前提，但研究发现有相当一部分不育或生殖功能下降的患者表现为肥胖或超重。流行病学资料显示，肥胖对生育能力影响很大，可以导致月经失调、无排卵、不育、流产、妊娠结局不良等。肥胖妇女无排卵和多囊卵巢综合征发生率为 35% ～ 60%。肥胖妇女与正常体重的妇女相比，在自然周期和不育治疗周期中的妊娠率均低，诱导排卵率和体外受精联合胚胎移植技术（IVF）成功率亦低。有研究对 270 名 PCOS 妇女不同 BMI 组研究显示，肥胖对不育的治疗结局有负面影响。年轻时 BMI 过高的患者，日后生殖功能异常的可能性大。另有学者对 18 岁少女研究发现，BMI 为 28 ～ 33 的少女较 BMI 为 18 ～ 22 的少女今后无排卵性不育的风险高 2.7 倍。肥胖对生殖系统影响很大，治疗过程中减重至关重要，减重也是 PCOS 的一线治疗。

肥胖对生殖功能的影响主要是胰岛素抵抗及瘦素抵抗导致。①高胰岛素血症及胰岛素抵抗：肥胖是公认的发生胰岛素抵抗最常见的危险因素。肥胖患者通过高胰岛素血症的蛋白分解作用、代谢紊乱、细胞因子作用及过氧化物酶体激活物增殖体受体功能障碍等可能机制引发和加重胰岛素抵抗。而高胰岛素血症又可以刺激食欲，促进脂肪储存，引起肥胖，形成恶性循环。胰岛素抵抗和高胰岛素血症通过一系列机制引起高雄激素血症，胰岛素抵抗、高胰岛素血症和高雄激素血症导致 LH 水平升高、LH 峰早现，FSH 浓度下降阻碍正常颗粒细胞的分化，卵巢内雌激素缺乏，从而导致卵泡成熟障碍、慢性无排卵，继而不育。②高瘦素和瘦素抵抗：瘦素于 1994 年被发现，人类第 7 号染色体上肥胖基因编码的蛋白质为瘦素，主要由脂肪细胞分泌，具有激素的作用，可以通过调整能量摄入和消耗来调整脂肪分布。瘦素作为身体脂肪量对中枢神经系统的指示信号在控制体重方面有重要意义，瘦素水平与 BMI 正相关，与身体脂肪含量正相关，这提示肥胖妇女存在瘦素抵抗。瘦素对下丘脑-垂体-卵巢轴具有中枢和外周两种调节作用。生理浓度的 FSH 不足以促进卵泡发育、排卵，优势卵泡产生的一些因子，如 IGF-1 可增强 FSH 的作用，并在大量的卵泡中获得选择性的优先发育。瘦素能阻碍 FSH 与这些因子间的相互作用，抑制卵泡发育、排卵，导致肥胖妇女生育能力降低。高浓度的瘦素抑制卵泡膜细胞产生雄烯二酮，并且作用于颗粒细胞，阻止雄烯二酮芳香化作用，这一联合作用阻止优势卵泡分泌适当量的雌二醇，不足以维持生育周期和为着床准备子宫内膜，从而导致不育。

31. 腹型肥胖对女性危害更大

对于肥胖的诊断尚缺乏世界统一规范的诊断标准。目前的诊断方法分为两大类：体脂测定法和体重测定法。

（1）体脂测定法：仪器测量人体脂肪量是判定肥胖最确切的指标，测量方法有水下称重法、生物电阻抗分析法、双能 X 线吸收法（DEXA）、整体电传导法（TOBEL）、超声波检查法、计算机 X 线断层摄影术（CT）或磁共振显像法（MRI）等多种方法。体脂测定法准确，但测量困难，多应用于临床基础研究中。体脂肪率（Fat%，脂肪占体重比例）的正常范围：女性正常值为 20%～25%，女性肥胖标准 > 30%。

（2）体重测定法

①体重指数为体重（kg）/ 身高（m^2），BMI 单位为 kg/m^2。BMI 简便、实用，与作为金标准的水下称重法所测得的结果有较好的相关性，故临床上最常用来评价体重和进行肥胖程度分类。BMI 的切点是人为制定的，应用 BMI 对于超重和肥胖的诊断依人种不同标准不尽相同。1998 年世界卫生组织（WHO）肥胖顾问委员会对肥胖进行了系列分类，BMI 18.5～24.9 为正常范围、BMI ≥ 25 为超重、BMI ≥ 30 为肥胖，有专家认为这个标准是根据欧美白人标准制定的，并不适用于亚太地区。2000 年 WHO 西太平洋地区官员、国际肥胖研究协会（IASO）和国际肥胖工作组（IOTF）对亚太地区肥胖及防治进行了重新定义，提出亚洲成人肥胖与超重的诊断标准，BMI 18.5～22.9 为正常范围、BMI ≥ 23 为超重、BMI ≥ 23～24.9 为肥胖前期、BMI ≥ 25 为

Ⅰ度肥胖、BMI ≥ 30 为Ⅱ度肥胖。我国专家认为中国虽属于亚洲人种，但体重指数的正常范围上限却应低于亚洲标准，中国BMI 最佳值为 20 ～ 22、BMI 23 ～ 27.9 为超重、BMI ≥ 28 为肥胖、BMI ≥ 30 为重度肥胖，但目前比较公认的 BMI 为 18.5 ～ 24。

②标准体重计算法

A. 身高 ≤ 165cm 者，标准体重（kg）= 身高（cm）–100。

B. 身高 166 ～ 175cm 者，标准体重（kg）= 身高（cm）–105。

C. 身高为 176 ～ 185cm 者，标准体重（kg）= 身高（cm）–110。

D. 标准体重（kg）=[身高（cm）–100]×0.9。

正常人体重波动在 ±10% 左右。标准体重的 120% 为肥胖，其中 ≥ 120% 为轻度肥胖，≥ 150% 为重度肥胖。

除了体脂含量之外，脂肪分布也决定肥胖相关的危险性。BMI 不能反映躯体脂肪分布，同样 BMI 肥胖妇女身体脂肪含量可能相差很多；因此根据脂肪分布的不同，临床上提出了男性型肥胖和女性型肥胖的概念。女性型肥胖患者脂肪主要分布于臀部和大腿，又称为"梨型""非向心性""臀型"肥胖；男性型肥胖患者的脂肪组织主要分布于腹部皮下和腹腔内，也称为"苹果型""向心性""腹型"肥胖，中国肥胖问题工作组建议采用男性腰围 ≥ 85cm、女性腰围 ≥ 80cm 为腹型肥胖切点。"腹型"肥胖更易表现为脂代谢紊乱、糖代谢紊乱及心血管疾病，对于女性患者而言生殖功能更易受到影响，乳腺癌及子宫内膜癌的危险也增加。

32. 正确测量腰臀比十分重要

1995 年 WHO 推荐的测量腰围（WC）、臀围（HC）方法如下：穿薄内衣，测量腰围时，被测量者的双脚分开 25 ～ 30cm，体重均匀分布在双腿上，测量位置在水平为髂前上棘与第 12 肋下缘连线的中点。测量者坐在被测者一旁，将皮尺紧贴身体，但不能压迫软组织。臀围则通过环绕臀部最突出点进行测量。腰围及臀围比（WHR）（腰围 cm/ 臀围 cm）可作为测量腹部肥胖的方法，欧美白人中 WHR 在男性＞ 1.0、女性＞ 0.85 视为腹型肥胖。国内依据中国预防医学科学院建议腹型肥胖的切点为 WHR 在男性≥ 0.9、女性≥ 0.8。WHR 除受腰围及臀围影响外，还与体形及身高有关。因此，WHO（1998）认为腰围较 WHR 更适合于测量腹型肥胖，中国肥胖问题工作组建议采用男性腰围≥ 85cm、女性腰围≥ 80cm 为腹型肥胖的切点；欧美人群中男性腰围≥ 102cm、女性腰围≥ 88cm 为腹型肥胖；亚洲人群中男性腰围≥ 90cm、女性腰围≥ 80cm 为腹型肥胖。腰围、臀围及腰臀比是诊断腹型肥胖的标准，只有按照上述标准方法，正确测量各项指标，才能得出更准确的诊断，进一步指导治疗，因此正确测量腰臀比十分重要。

33. 肥胖、高雄激素和胰岛素抵抗三个因素互为因果、相互促进

肥胖可以引发及加重胰岛素抵抗及高胰岛素血症，而高胰岛素血症又可以刺激食欲，促进脂肪储存，引起肥胖，形成恶性循环。高胰岛素血症和胰岛素抵抗可引起高雄激素血症，而过多的雄激素抑制胰岛素与靶组织结合，影响组织对胰岛素的敏感性，又加强了胰岛素抵抗，从而导致恶性循环。肥胖可以改变患者雄激素和促性腺激素的分泌，降低 LH/FSH 比值，肥胖的 PCOS 妇女几乎全部存在胰岛素抵抗，而且较瘦的 PCOS 患者更严重，血浆胰岛素水平显著增高，且 LH、SHBG 和 IGFBP-1 水平降低。瘦素作为脂肪-胰岛素分泌轴的一部分，参与胰岛素的分泌，肥胖妇女存在瘦素抵抗，对胰岛素分泌抑制减轻，出现高胰岛素血症；瘦素还促进脂肪合成、抑制脂肪分解，造成胰岛素抵抗。肥胖型 PCOS 的雄激素过多主要是由高胰岛素血症而非高 LH 所致。肥胖（尤其是中心性肥胖）、高雄激素和胰岛素抵抗是三个因素互为因果、相互促进的因素。

34. PCOS 患者要明确有无代谢综合征

PCOS 患者易发生代谢综合征，因此对于 PCOS 患者要明确有无代谢综合征。那么何为代谢综合征，诊断标准又如何？2004年中华医学会糖尿病学分会关于代谢综合征的建议中认为：代谢

综合征（MS）是心血管病的多种代谢危险因素在个体内集结的状态。MS 的主要组成成分是肥胖病尤其是内脏型肥胖、糖尿病或糖调节受损、高甘油三酯（TG）血症及低的高密度脂蛋白胆固醇（HDL-C）为特征的血脂紊乱以及高血压。此外 MS 尚包括组织IR、高尿酸血症及反映血管内皮细胞功能缺陷的微量蛋白尿。

中华糖尿病学会（2000 年）代谢综合征的诊断标准，具备下列三项或全部可以诊断：①向心性肥胖，BMI ≥ 25kg/m²；②甘油三酯 ≥ 125mg/dl（1.4mmol/L），女性高密度脂蛋白胆固醇 < 40mg/dl（1.03mmol/L），血压 ≥ 140/90mmHg；③空腹血糖 ≥ 110mg/dl（6.1mmol/L）或餐后两小时血糖 ≥ 140mg/dl（7.8mmol/L）或诊断糖尿病。

2005 年国际糖尿病联盟在德国柏林达成了全球代谢综合征的诊断标准共识：

（1）必须条件：中心性肥胖，中国女性腰围 ≥ 80cm。

（2）另加下列 4 项中的任意两项：① TG 升高（> 1.7mmol/L 或 > 150mg/dl）或已经接受针对此脂质异常的特殊治疗；② HDL-C 降低（女 < 1.29mmol/L 或 50mg/dl 或已经接受针对此脂质异常的特殊治疗）；③血压增高，收缩压 ≥ 130mmHg 或舒张压 ≥ 85mmHg，或已经被确诊为高血压接受治疗者；④空腹血糖增高：FPG ≥ 5.6mmol/L（100mg/dl），或已经被确诊为糖尿病，如果空腹血糖 ≥ 5.6mmol/L（100mg/dl），强烈推荐口服葡萄糖耐

量试验，但口服葡萄糖耐量试验并非为诊断代谢综合征所必需。

35. 肥胖与 PCOS 关系密切

PCOS 是生育年龄妇女常见的内分泌疾病，发病率 5%～10%。PCOS 诊断标准中没有包括肥胖、IR 及代偿性高胰岛素血症（HI），但肥胖是 PCOS 常见的特征表现，将近 50% 的 PCOS 患者肥胖，有报道甚至高达 70%；IR 及 HI 也是 PCOS 患者代谢异常的基本特征，其中肥胖患者 HI 发生率约为 75%，而非肥胖者也达 30% 以上。PCOS 的肥胖可能与遗传、环境因素（饮食、生活习惯等）及患者激素内环境相关，即循环中雄激素、高胰岛素及皮质醇升高可能与腹型肥胖的形成有关。肥胖又加重 PCOS 患者的 IR 状态，脂肪组织特别是内脏脂肪组织的一些代谢产物，如游离脂肪酸及乳酸等影响胰岛素的分泌、代谢及其外周作用；脂肪分泌的许多细胞因子，如 TNF-α 等与胰岛素拮抗加重相关，因此 PCOS 患者一旦肥胖，特别是腹型肥胖可使 IR 向纵深发展。由于肥胖型 PCOS 患者的 IR 加重，使胰岛 β 细胞通过分泌更多的胰岛素以代偿 IR，因此肥胖型 PCOS 的高胰岛素血症明显重于非肥胖型。肥胖可以改变雄激素和促性腺激素的分泌，LH 脉冲振幅下降，24 小时 LH 浓度下降，降低了 LH/FSH 比值，但 BMI 不影响 PCOS 患者的 LH 分泌频率；肥胖引起的性激素改变反过来影响 PCOS 的临床特征表现，肥胖的 PCOS 患者胰岛素抵抗程度更严重，血浆胰岛素水平显著增高，而 LH、SHBG 和 IGFBP-1 水平降低。高水平胰岛素导致卵巢、肾上腺产生更多的雄激素；胰岛素同时抵抗抑制 SHBG 的生成，使循环中的游离睾酮水平升高。肥胖不但影响 PCOS 患者的生殖功能，导致不育、月经失常，还影响 PCOS 患者的妊娠结局，增加了妊娠糖尿病、妊娠高血压、早产、巨大儿和死产的危险。肥胖加重了子宫内膜癌的发病危险，这可能是由于持续无排卵及外周脂肪组织中芳香化酶将雄激素转化为雌激素从而导致无对抗的雌激素持续作用的结果。肥胖加重了 PCOS 患者的代谢和内分泌特征异常，心血管病的危险增高。PCOS 的存在也增加了体重的作用，30 岁肥胖的 PCOS 妇女与体重相当的非 PCOS 妇女相比总胆固醇及甘油三酯升高，而且 PCOS 妇女动脉硬度增加，舒张压下降，肥胖和 PCOS 妇女较对照组胰岛素抵抗增加，据推测胰岛素抵抗是心血管危险因素的调节因素，与瘦的 PCOS 患者比，肥胖的患者多表现为血脂障碍。

36. PCOS 患者近期及远期危害众多

PCOS 患者近期、远期危害包括六方面：月经问题、影响美观、影响心理、生育问题、代谢方面问题、肿瘤问题。①月经问题主要是稀发排卵或无排卵导致，表现为月经稀发、闭经、不规则异常子宫出血，也可以表现为月经规律。这里需要强调两

中国医学临床百家

点：一是规律月经并不能排除 PCOS，因 5%～ 10% 的 PCOS 患者可以有规律的排卵功能；二是月经规律者也不能作为判断有排卵的证据，正常月经周期的人群中 1%～ 3% 是无排卵月经。②肥胖、痤疮、多毛、高雄性脱发等均影响美观及患者心理。痤疮对患者可能有强烈的情绪影响，导致患者自卑感增加、自信心不足、自我感觉不佳，甚至抑郁、焦虑及愤怒；在一项调研中，6% 的痤疮患者有自杀意念，痤疮严重影响患者生活质量。③对生育的影响：PCOS 患者因排卵障碍、子宫内膜容受性降低影响着床、卵母细胞发育成熟及胚胎发育受影响等，最终导致月经失调、无排卵、不育、流产、妊娠结局不良、自然周期和不育治疗周期中的妊娠率降低，诱导排卵率和 IVF 成功率亦低。④代谢方面问题：2 型糖尿病发生风险增加：一些前瞻性及回顾性研究表明，与正常人群相比，PCOS 患者的糖尿病风险增加了 2～ 10 倍，最近的研究表明，约 40% 的 PCOS 患者伴有糖耐量异常。另外，许多研究证实 PCOS 患者心血管疾病风险增加，一项以 ≥ 45 岁的 PCOS 患者为研究对象的研究结果表明，PCOS 患者亚临床动脉粥样硬化的发生率（7.2%）显著高于同龄的正常女性（0.7%）。PCOS 患者绝经后心肌梗死的发生概率更明显升高，约为非 PCOS 患者的 7.1 倍。⑤在 40 岁以下的子宫内膜癌的患者中，19%～ 25% 的患者有 PCOS；患 PCOS 的女性，以后发生子宫内膜癌的可能性是正常月经同龄女性的 4 倍。

多囊卵巢综合征的临床检查与诊断

37. PCOS 诊断与其他疾病诊断过程一致

PCOS 诊断与其他疾病的诊断思路基本一致，主要包括病史、查体及必要的辅助检查。首先询问病史：年龄、主诉、现病史、月经生育史、有无不育和生育要求、婚姻状况、体重改变、家族史（糖尿病、肥胖、高血压、体毛过多、类似疾病史）及既往相关诊治情况等。体格检查：身高、体重、BMI、腰围、腹围、血压、脉搏、乳房（乳房发育、乳周有无长毛、有无泌乳）、体毛（包括腋毛和阴毛分布、脐下有无长毛）、有无黑棘皮征。妇科检查：着重检查外阴发育和阴蒂情况、阴道黏膜状态、宫颈黏液量、宫体及附件有无器质疾病。辅助检查：盆腔超声及性激素检查，必要时进行肝功能、肾功能、血糖、血脂、胰岛素、甲状腺功能、肾上腺功能及胰岛素释放试验、性激素结合球蛋白、硫酸脱氢表雄酮等其他辅助检查。通过上述病史和辅助检查得出初步的诊断，有些需治疗过程中进一步检查及确诊。

38. 目前国际公认的 PCOS 诊断标准为鹿特丹标准

PCOS 的诊断标准虽然经历了多次修正，至今仍有争议。目前多采用 2003 年 ESHRE/ASRM 鹿特丹专家共识的 PCOS 诊断标准，符合下列 3 条中的 2 条，即可拟诊为 PCOS：①稀发排卵或无排卵；②高雄激素的临床表现和（或）高雄激素血症；③超声表现为 PCO。PCOS 是排除性诊断，还要排除其他可能引起高雄激素的原因，如迟发型肾上腺皮质增生 21- 羟化酶缺乏症、柯兴氏综合征、甲状腺功能异常、高泌乳素血症、分泌雄激素的肿瘤、功能性下丘脑性闭经、药物性高雄激素症、特发性多毛等。排除上述相关疾病后方可诊断为 PCOS。

PCOS 临床表现高度异质性，有必要区分各种亚型，以指导处理，判断预后。第一种分型：有无肥胖及中心型肥胖；第二种分型：有无糖耐量受损（IGT）、2 型糖尿病、代谢综合征；第三种分型：按照鹿特丹 PCOS 诊断标准，PCOS 可分为经典的 PCOS 患者（排卵障碍＋高雄，有或无 PCO）、排卵 PCOS（只有高雄和 PCO）、无高雄 PCOS（只有排卵障碍和 PCO）。经典 PCOS 患者代谢障碍表现较重，排卵型和无高雄 PCOS 则较轻，目前第三种分型较为常用。

39. 空腹胰岛素及胰岛素释放试验是临床常用的诊断高胰岛素血症及胰岛素抵抗的指标

高胰岛素–正常血糖钳夹实验 M/I（平均血糖利用率 / 平均血胰岛素浓度）为诊断胰岛素抵抗的金标准，但因实验复杂、价格昂贵、人力及需要住院等因素使其只能用于科研，临床中不能得到广泛应用；胰岛素抵抗的稳态模型（HOMA-IR）及量化胰岛素敏感指数（QUICKI）主要用于人群统计学调查，并不适用于个体胰岛素抵抗的诊断。临床常采用空腹胰岛素及胰岛素释放试验判定有无胰岛素抵抗，了解胰岛储备功能。内分泌医生常常选择 C 肽释放试验了解胰岛功能，因为 C 肽释放试验比较稳定，影响因素少，但妇产科医生习惯应用胰岛素释放试验。胰岛素释放试验是让患者口服葡萄糖或食用二两馒头以此刺激胰岛 β 细胞释放胰岛素，通过测定空腹及服糖或馒头后血清胰岛素水平了解胰岛 β 细胞的储备功能，也有助于糖尿病诊断、分型及指导治疗。正常人的胰岛素分泌常与血糖值呈平行关系，如峰值较空腹高 10 倍以上、出现峰值后移、不能回归至基线则考虑可能存在胰岛素抵抗。也有医生习惯应用简化的空腹胰岛素及 2 小时胰岛素进行判断，同时要做 OGTT 试验。

40. 血清总睾酮、游离睾酮及游离睾酮指数是诊断高雄激素血症的指标

正常妇女体内雄激素有睾酮、双氢睾酮、雄烯二酮、脱氢表雄酮及硫酸脱氢表雄酮 5 种，具有生物活性的是游离睾酮。在皮肤、毛囊发挥雄激素效能的是双氢睾酮，它是雄烯二酮、睾酮经过局部 5α- 还原酶催化转变而来。睾酮水平主要反映卵巢来源的雄激素，硫酸脱氢表雄酮主要反映肾上腺来源的雄激素水平。为明确有无 21- 羟化酶缺乏、17- 羟化酶缺乏等可以检测 17α- 羟孕酮。睾酮入血后 19% 与白蛋白结合，80% 与性激素结合球蛋白结合，游离的只有 1%，而发挥生物学作用的是游离睾酮。因游离睾酮的测定工序非常复杂，临床难以应用，所以临床上常规检查项目仅为血清总睾酮水平。高雄激素血症诊断：总睾酮、游离睾酮、游离睾酮指数高于实验室参考正常值。

41. 孕激素试验是检测内源性雌激素水平和生殖道功能状态的方法

对于闭经患者常需要孕激素试验协助相关诊断。孕激素试验采用肌内注射黄体酮 20 ～ 40mg/d，3 ～ 5 天，停药后一般在 3 ～ 5 天内有撤退性出血，为孕激素试验阳性，但有些患者刚好在注射黄体酮时发生排卵，因此可最多等待 14 天，如未出现撤退性子宫出血，孕激素试验为阴性，必要时可重复试验。口服微

粒化黄体酮和醋酸甲羟孕酮可作为维持月经定期撤退性出血之用，但作为孕激素试验还不够准确和可靠，口服药物有肝脏首过效应，血药浓度不稳定，因此该药不作为孕激素试验的使用。孕激素试验目的是检测内源性雌激素水平和生殖道的功能状态。孕激素试验阳性说明，下生殖道通畅、子宫对内源性刺激反应性良好、存在内源性雌激素分泌，闭经的原因是无排卵性引起。PCOS 的闭经绝大多数表现为孕激素试验阳性，极个别由于无排卵和高雄激素血症，子宫内膜可出现蜕膜化反应，闭经时间较长，内膜受到抑制，可能首次孕激素试验阴性，可重复试验。如果重复孕激素试验依然无撤退性出血，通常不是多囊卵巢综合征，要考虑其他因素引起的闭经。

42. PCOS 患者性激素水平各异

了解基础内分泌水平建议在月经第 2～4 天检测性激素五项（FSH、LH、E_2、T、PRL）或六项（FSH、LH、E_2、T、PRL、P），六项增加孕酮检测主要排除有无高孕酮血症。对于闭经患者可随时抽血检查性激素水平。临床必要时可同时检测血 HCG。基础内分泌反映早卵泡期水平。① PCOS 患者血 E_2 浓度正常或轻度升高，往往相当于中卵泡期水平，雌酮升高。②稀发月经或规律月经的患者孕酮水平通常较低，但偶可遇到恰好排卵的情况，P 浓度可相当于黄体期水平，因此可用孕酮水平判断是否已经排卵。③ T 正常或轻度升高，通常不超过正常范围上限 2 倍。④ 20% ～ 35% 的 PCOS 患者可出现 PRL 水平轻度升高；⑤ FSH 水平正常或偏低。⑥部分 PCOS 患者可能表现为 LH 脉冲频率和幅度增加，使 LH/ FSH 比值＞ 2 ～ 3。但肥胖患者由于瘦素抵抗、严重的胰岛素抵抗等因素，降低中枢 LH 释放的振幅，导致 LH/FSH 比值可在正常范围内，因此 LH/FSH 比值升高多出现在体重正常或偏瘦的患者。另外，近期排卵的 PCOS 患者 LH 也可不高，所以并没有把 LH 升高作为诊断的条件，但在日本多囊卵巢综合征诊断标准中却把 LH 升高作为诊断标准，因此临床检查基础卵泡期 LH 升高注意有无 PCOS。⑦由于长时间未来月经者很难判断是否已经排卵或已经怀孕，因此同时可进行血清 HCG 检查。⑧有研究认为，抗苗勒管激素（由窦状卵泡产生，多囊性卵巢中存在许多窦状卵泡）结合促黄体生成激素水平对于诊断多囊卵巢综合征具有较高的敏感性和特异性。

多囊卵巢综合征治疗

　　PCOS 治疗的关键是解决患者的问题，对于一种无法达到根治效果的疾病来说，实际上不存在治疗方法，也就是说，我们目前采取的任何所谓治疗 PCOS 的方法，都不是治疗 PCOS，而是为了控制 PCOS 所带来的问题。在治疗中要根据患者不同年龄和需求决定临床处理策略，治疗前需向 PCOS 患者灌输两点意识：①告知患者 PCOS 病因尚不明确，是一个无法治愈的疾病，避免患者因四处寻求根治方法而上当受骗，花费更多医疗费用。同时介绍该病远期并发症，告知需长期坚持治疗的重要性。②强调健康生活方式及减肥的重要性。

　　临床常见的患者基本都是经典型 PCOS，对于不典型的 PCOS 其实不必过于纠结诊断，治疗才是关键，应当着眼于解决患者实际问题。面对一个 PCOS 患者，主要需要解决的问题有四方面：①代谢问题：这是 PCOS 患者亟待解决的问题。②高雄激素和高雄激素症状：长时间基础雄激素水平的升高会带来代谢的

中国医学临床百家

问题。雄激素对于体重和脂肪分布是一把双刃剑，适量的雄激素可以促进合成代谢，但如果雄激素长期过高，就会造成脂肪在腹部与内脏的堆积，所以必须要维持在一个合理的水平。③月经不调：排卵障碍导致月经不调。④不育：排卵障碍导致不育。

临床处理应该根据患者主诉、治疗需求及代谢改变，采取个体化的对症治疗，最终以求达到缓解临床症状、满足生育要求、维护身体健康及提高生活质量为管理目标。

43. PCOS 治疗需解决实际问题，注重长期管理

PCOS 病因未明，很难根治，应采取规范化和个体化对症治疗，向患者介绍远期并发症，明确该病需长期治疗。PCOS 患者年龄和治疗需求不同，临床需依据患者主诉、症状、需求、代谢改变等进行治疗。PCOS 的总体治疗目标：①关键是生活方式调整。饮食及生活方式的调整作为一线治疗。建议 PCOS 患者应用运动控制体重，每天 30 分钟中等至剧烈强度的运动可以有效地抑制糖尿病及代谢（异常）症状的进展；对于超重及肥胖的 PCOS 患者，减重可能对生殖及代谢均有益，必要时可通过药物或手术减重。②治疗近期临床表现包括调整月经周期，保持月经的规律性；缓解高雄症状，达到美观及保障身心健康的目的；减轻肥胖和胰岛素抵抗，避免代谢异常；治疗不孕不育，解决生育问题。③预防远期的并发症包括 2 型糖尿病、心血管疾病、子宫

内膜癌及乳腺癌。在临床中，不应过多纠结诊断，关键应针对症状与患者的诉求进行治疗。

44. PCOS 月经异常必须积极处理

PCOS 患者月经异常需不需要处理，答案是肯定的。这是因为 PCOS 患者持续无排卵，而无排卵就没有孕激素产生，子宫内膜无孕激素作用，长期单一雌激素作用就可导致异常子宫出血（AUB-O）、不孕、子宫内膜不典型增生或子宫内膜癌、乳腺癌等，同时影响患者的精神及生活质量。①大部分 PCOS 患者异常子宫出血量不多，但也有阴道大量出血，导致一过性的体位性低血压，甚至失血性休克。② PCOS 患者不孕为无排卵性不孕，其发生率在生育年龄妇女中为 5% ～ 10%，是无排卵不育的主要原因。③ PCOS 患者雌激素相对增多，放大了雌激素对子宫内膜的增殖作用，使子宫内膜病变发生率增加，PCOS 患者以后发生内膜癌的可能性是正常月经同龄女性的 4 倍。④长期非对抗雌激素作用、不孕、生育期未曾妊娠均为乳腺癌高危因素，有研究报道年轻时无排卵的妇女，绝经后乳腺癌发生率增加。⑤月经规律性丧失或不育会导致 PCOS 患者精神沮丧，影响患者的生活质量，特别是青春期患有 PCOS 女性及家长对疾病的困惑、担心及恐惧，如生育问题、能否治好、对身体有何影响、能否致癌等。所以，PCOS 患者月经异常必须积极处理。妇科内分泌的处理原则是缺什么补什么，因此定期补充孕激素即可。应用孕激素治疗表面上是调整月经周期，更深层次是保护子宫内膜，预防子宫内膜癌的发生。临床中要注意孕激素用药的时间及剂量，保证子宫内膜在孕激素作用下充分转化。

45. 选择合理的方案调整月经周期保护子宫内膜

调整月经周期的方法适用于青春期、育龄期无生育要求、因排卵障碍引起月经紊乱的患者，一般须长期应用。

（1）周期性孕激素治疗：适应于无明显高雄激素临床和实验室表现、无明显胰岛素抵抗的无排卵患者，可单独采用定期孕激素治疗，以周期性撤退性出血改善宫内膜状态。常用药物：地屈孕酮 10 ～ 20mg/d、微粒化黄体酮 200 ～ 300mg/d。这主要是为了保护子宫内膜，根据绝经激素治疗的相关研究所提供的证据，每月用 10 ～ 14 天，方能为子宫内膜提供充分的保护作用。

（2）短效口服避孕药：适用于有避孕要求的患者，短效口服避孕药不仅可调整月经周期，还可使高雄激素症状减轻。用药方法为：在用孕激素撤药性出血第 5 天起服用，每天 1 片，共服21 天；停药后撤退性出血的第 5 天起或停药 7 天后重复启用，服用 3 ～ 6 个月，可重复使用。具体制剂如炔雌醇 / 去氧孕烯片（炔雌醇 30μg ＋ 去氧孕烯 150μg，商品名：妈富隆）、炔雌醇 / 环丙孕酮片（炔雌醇 35μg ＋ 环丙孕酮 2mg，商品名：达英-35）、

炔雌醇 / 屈螺酮片（炔雌醇 30μg + 屈螺酮 3mg，商品名：优思明）等。特别提示：PCOS 患者是特殊人群，常常存在糖、脂代谢紊乱，用药期间应监测血糖、血脂变化，应用前须对 PCOS 患者的代谢情况进行评估。有限的证据表明，青春期重度肥胖、糖耐量受损的患者长期服用口服避孕药可能加重糖耐量损害程度，必要时可与胰岛素增敏剂联合使用。对于青春期女性在应用口服避孕药前应做充分的知情同意，服药前排除口服避孕药的禁忌证。短效口服避孕药的禁忌证有肝功能异常或肝脏肿瘤、糖尿病伴有血管病变、吸烟 ≥ 15 支 / 天、血压 > 160/100mmHg、血栓栓塞病、缺血性心脑血管病等。

（3）左炔诺孕酮宫内缓释系统（LNG-IUS，商品名：曼月乐）：LNG-IUS 是新型的药物避孕系统，是一个小的"T"形塑料支架，载有左炔诺孕酮（LNG）的储存库，可在 5 年内每天向宫腔内释放 20μg LNG。LNG-IUS 除有很可靠的避孕作用外，还可以有效保护子宫内膜，预防子宫内膜增生性疾病的发生。

（4）雌孕激素周期序贯治疗：极少数 PCOS 患者血总睾酮水平升高较重，往往伴有严重的胰岛素抵抗，使子宫内膜对单一孕激素无撤药性出血反应。对此类患者应诱导人工月经，选用雌孕激素序贯治疗。雌激素制剂如戊酸雌二醇 2mg/d，孕激素制剂同前"孕激素周期治疗"，方法为口服雌激素 21 ～ 28 天，后 10 天加服孕激素。特别需要指出的是，雌孕激素周期序贯治疗在绝大多数 PCOS 患者中是不需要的，有些医生对闭经患者诊断不清的情况下滥用人工周期治疗，这既无助于病情的缓解，也贻误诊断。

46. 复方短效口服避孕药为 PCOS 患者减轻高雄激素症状的首选药物

首先应该强调，由于起到雄激素活性作用的游离睾酮很难测定，我们的实验室只能检测总睾酮，因此 PCOS 的抗雄治疗主要是针对高雄激素的症状，而 PCOS 患者减轻高雄激素症状应首选复方短效口服避孕药，该药不仅能建立规律的月经，还可抑制雌激素对子宫内膜的刺激，起到保护子宫内膜的作用，预防子宫内膜癌的发生。避孕药减轻高雄激素症状的机理：高效孕激素可抑制垂体 LH 的分泌，降低对卵巢内泡膜细胞和间质细胞的刺激，减少雄激素的产生；前述的各种复方短效口服药中的孕激素成分，如环丙孕酮及屈螺酮还能抑制卵巢和肾上腺雄激素的合成酶，竞争结合靶器官（皮脂腺、毛囊）的雄激素受体，阻断雄激素的外周作用。醋酸环丙孕酮目前是具有最强的抗雄激素作用的孕激素。炔雌醇减轻高雄激素症状的机制：与高效孕激素共同负反馈抑制 LH 的分泌，从而抑制下丘脑-垂体-性腺轴，抑制卵巢来源的雄激素生成，刺激肝脏合成性激素结合蛋白，降低游离睾酮水平，使游离雄激素指数下降。临床常用达英-35 作为降雄激素治疗药物，可显著降低 PCOS 患者的雄激素水平和多毛症的评分，也可改善痤疮和皮脂腺炎。痤疮一般需要治疗 3 个月，高雄激素性多毛需要治疗半年或更长时间。

PCOS 患者有高雄且有生育要求，建议抗高雄治疗后助孕。因抗高雄治疗需要纠正内分泌紊乱，调节生殖内分泌轴，减少窦卵泡数目降低和卵巢过度刺激综合征（OHSS）的发生风险，提高药物促排卵的敏感性，减少卵巢生理囊肿的形成等。

另外一种减轻高雄激素症状的药物为螺内酯，属醛固酮拮抗剂，通过排钠保钾而起到利尿作用，同时抑制 5α- 还原酶而阻断双氢睾酮的合成，在皮肤毛囊竞争结合雄激素受体而阻断雄激素的外周作用。用法：$50 \sim 100\text{mg/d}$，应用至少 6 个月才显效。有报道单独使用螺内酯可使 50% 的 PCOS 患者多毛症状减少40%，但肝肾功能异常、高血钾者禁忌使用。不良反应及用药监测：①高血钾，使用时应定期监测电解质；②不规则子宫出血；③致畸作用，用药期间应避孕，或与短效口服避孕药联合应用，可使月经规则并增强对多毛的疗效。

47. 二甲双胍为 PCOS 患者改善胰岛素抵抗的首选药物

二甲双胍（MET）是 PCOS 患者改善胰岛素抵抗的首选药物。二甲双胍是一种口服降糖药，它通过减少肝糖原异生、促进糖的无氧酵解，增加外周组织对葡萄糖的摄取和利用，改善周围组织对胰岛素的敏感性，减轻胰岛素抵抗，预防代谢综合征的发生，适用于肥胖或有胰岛素抵抗的患者。在治疗 PCOS 方面，二甲双胍的用量及疗程尚无统一的认识，临床常用剂量为 500mg，每日 3 次，每 3 个月复诊，了解月经和排卵恢复情况，有无不良反应，复查血胰岛素、LH、睾酮。如果月经不恢复，仍须加用孕激素调经。二甲双胍属于 B 类药，最常见的不良反应是胃肠道反应，如腹胀、恶心、呕吐及腹泻，这些症状为剂量依赖性，2～3 周逐渐加至足量，餐中服用药物可减少反应。严重的不良反应是可能发生肾功能损害和乳酸性酸中毒，须定期复查肾功能。

噻唑烷二酮类药物（TZDs）：噻唑烷二酮类药物为过氧化物酶体增殖体激活受体的配体，包括曲格列酮、吡格列酮和罗格列酮，其中曲格列酮由于其严重的肝脏毒性已停用。TZDs 已有不少报道应用于治疗 PCOS，可使患者胰岛素敏感性增加，改善高雄激素症状，恢复排卵。但其价格较昂贵，限制其在 PCOS 中的广泛应用。有研究报道罗格列酮（文迪雅）可以降低 PCOS 患者的空腹胰岛素水平、IR、LH、游离睾酮、雄烯二酮、硫酸脱氢表雄酮（DHEA-S），升高 SHBG，其通过直接作用于卵巢或间接作用于垂体的胰岛素受体，使 LH 分泌下降，雄激素的生成减少。可以改善月经周期，促进妊娠。

48. PCOS 不孕患者需以促排卵治疗为主的综合管理

PCOS 患者首先应调整生活方式，减轻体重，这是治疗的前提及基础。肥胖是 PCOS 常见的特征表现，据统计有 50%～70% 的 PCOS 患者肥胖。治疗不育的医生，习惯于被患者称为"送子观音"而容易飘飘然。医生应该让患者安全的怀孕，即使从最为朴素的角度考虑，我们也不应该给产科同仁们制造麻烦。因此对于过度肥胖且有代谢障碍的患者，在实施各种助孕措施之前，应调整生活方式、改善代谢状态、减轻体重再怀孕。据报道体重减轻 5% 的部分患者可以恢复月经及排卵。减重可以降低高雄、IR、HI 及改善代谢。降雄和减轻体重可以改善排卵及活产率。

PCOS 患者由于其内分泌改变和代谢紊乱，在进行助孕治疗前，应先处理其高 LH、高雄激素血症、胰岛素抵抗、高胰岛素血症及改善代谢后再促排卵治疗。对于稀发排卵、不孕时间短、游离睾酮指数低的患者可以有更高的受孕率。

（1）一线促排卵治疗：①枸橼酸氯米芬（克罗米芬、CC）：该药为雌激素受体拮抗剂，通过占据下丘脑的雌激素受体，抑制雌激素对下丘脑的负反馈作用，使 GnRH 分泌增加，刺激垂体分泌 FSH、LH，从而促进卵泡发育。其用法：从自然月经或撤退性出血的第 3～5 天开始，50mg/d，共 5 天，如无排卵则每周期增加 50mg/d 直至 150 mg/d，可通过基础体温及超声监测排卵判断疗效。因为克罗米芬的半衰期比较长（5～7天），停药后仍然占据雌激素受体，会影响雌激素对LH的正负反馈，影响宫颈黏液，精子不宜生存与穿透；影响输卵管蠕动及子宫内膜发育，不利于胚胎着床，故通常克罗米芬应用到100mg以上建议停用后加用适量的天然雌激素，但这只是经验用法，尚缺乏循证医学证据。另外，克罗米芬还可引起血管舒缩性潮热、腹部膨胀或不适、胸部疼痛、恶心和呕吐、头痛和视觉症状等，但绝大部分患者都可以耐受。常规克罗米芬方案排卵率可高达75%～80%，每周期妊娠率约22%，6个周期累计妊娠率为30%～40%，累积活产率达50%～60%。②来曲唑（letrozol，LE）：该药为芳香化酶抑制剂，通过抑制芳香化酶，有效阻断雄激素向雌激素的转化，降低体内雌激素水平，解除其对下丘脑、垂体的负反馈抑制，使内源性促性腺激素分泌增多，促进卵泡发育；在卵巢水平阻断雄激素向雌激素转化，导致雄激素在卵泡内聚集，从而增加颗粒细胞上FSH受体表达并促进卵泡发育；通过刺激IGF-I及其他因子的表达，提高卵巢对激素的反应性。其用法：从自然月经或撤退性出血的第3～5天开始，2.5 mg/d，共5天，如无排卵则每周期增加2.5mg/d直至7.5mg/d。来曲唑1小时血药浓度达高峰，半衰期45小时，对抗宫颈及子宫内膜无不利作用。

（2）二线促排卵治疗：①促性腺激素：常用的促性腺激素为人绝经期促性腺激素（HMG）、高纯度FSH（HP-FSH）和基因重组FSH（r-FSH）。适用于耐枸橼酸氯米芬的无排卵不孕患者（已除外其他不孕原因）、具备盆腔超声及雌激素监测的技术条件，并具有治疗卵巢过度刺激综合征和减胎技术的医院。禁忌证包括血FSH水平升高、提示卵巢性无排卵、无监测卵泡发育和排卵技术条件的医院。促排卵方案：安全的促出单个卵泡排卵是一个难题，可供选择的促排卵方案很多，各类促排卵方案的宗旨是摸清单卵泡或2～3个优势卵泡发育的FSH阈值，避免多卵泡的发育。PCOS患者诱导排卵方案包括低剂量递增方案：37.5IU或75IU启动，一周后无卵泡发育，则增加剂量，为进一步降低风险可延长起始剂量时间（7～14天）、减少递增剂量（75IU减少至37.5IU）；高剂量递减方案：150IU启动，达到卵泡发育后逐步减量，该方案与低剂量递增方案单卵泡发育率相似，但安全性及排卵率较低，需要更多的经验和技巧。常用的超促排卵药物组合包括CC+HMG/FSH、单用促性腺激素（Gn），即HMG或尿源性FSH/重组FSH。使用促性腺激素的并发症有多胎妊娠、OHSS，故在使用促性腺激素的过程中，需要反复超声和雌激素监测。②腹腔镜下卵巢打孔术（laparoscopic ovarian drilling，LOD）：主要用于枸橼酸氯米芬抵抗，因其他疾病需腹腔镜检查盆腔，不能进行促性腺激素治疗监测者，建议选择BMI ≤ 34 kg/m^2、LH > 10 IU/L、游离睾酮水平高的患者作为治疗对象。LOD的促排卵机制：破坏产生雄激素的卵巢间质，间接调节垂体-卵巢轴，使血清 LH 及睾酮水平下降，增加妊娠机会，并可能降低流产的危险。LOD 可能出现的问题有，治疗无效、盆腔粘连、卵巢功能低下。因其具有一定的创伤性，需进行手术，可能存在卵巢功能损伤等，目前已不作为常规治疗措施。

（3）体外受精-胚胎移植（IVF-ET）：并非所有 PCOS 患者都要做试管婴儿。理论上，对于单纯 PCOS 导致的无排卵型不孕症患者，无需行 IVF。对于合并其他不孕因素（内异症、输卵管阻塞、须行种植前基因诊断、男性因素不孕等）的患者适用 IVF。机制：通过促性腺激素释放激素降调节垂体，抑制内源性 FSH 和 LH 分泌，降低高水平 LH，改进卵巢对 HMG 或 FSH 的反映。在 IVF 中难点和最重要的步骤依然是安全的促排卵方案，GnRH 激动剂长方案、改良超长方案和 GnRH 拮抗剂方案是常用的促排卵方案。可能出现的问题：获得的卵子数多、质量不佳、成功率低、OHSS 发生率高。解决方法：时刻注意切勿过度刺激，取卵受精后可不在本周期雌激素水平高时移植胚胎，冷冻保存后在下个自然周期移植，或行未成熟卵母细胞的体外成熟（in vitro maturation， IVM）。

49. PCOS 患者代谢异常、高 LH 及高雄需纠正后再妊娠

PCOS 患者如有代谢性疾病，应先控制体重，改善生活方

式，纠正代谢性疾病，因代谢异常影响促排卵效果，不易受孕。即使受孕也影响受精卵的发育，流产率较高，且如果早期未流产，在孕中晚期也极容易发生妊娠期高血压、妊娠期糖尿病、胎儿畸形、胎死宫内等危险情况。所以先控制体重、纠正代谢性疾病再怀孕十分重要。关于高 LH，理论上需要将其降到正常后再怀孕，临床工作中绝大部分医生也是这样管理，但也有部分医生主张直接促排。卵泡早期 LH 高会导致卵泡过早黄素化，影响卵泡发育，高 LH 减低妊娠率及活产率，所以建议先将 LH 降低再怀孕，可使用复方短效口服避孕药降低 LH，同时也能降低雄激素水平。高雄激素通过多方面因素影响妊娠，包括高雄抑制卵泡发育，导致排卵障碍，降低 PCOS 患者受孕率和活产率；降低子宫内膜的容受性，影响受精卵着床，导致妊娠早期流产；影响胚胎质量等，因此建议降雄后再妊娠。

50. 代谢综合征需终生管理

PCOS 患者需要长期随访，终生管理。应根据患者代谢的变化，向患者告知未来 2 型糖尿病、心血管疾病、代谢综合征、子宫内膜增生或癌的风险，嘱咐患者长期保持健康的生活方式，控制体重在正常范围内。定期进行健康检查，必要时行 OGTT 试验等，了解有无糖耐量异常及糖尿病。针对有高血压、脂质异常、糖尿病的患者，应转相关科室进行降压、调脂、降糖治疗。

51. 生育晚期 PCOS 患者仍需管理

卵巢的衰退是在女性出生前就已经发生的卵泡丢失过程，女性出生后卵泡数逐渐减少，37 岁后剩余的卵泡衰减速度加快，出现所谓的"折棍"现象。有研究显示月经周期的长度和患者的年龄成反比，随着年龄增长，卵泡丢失，使 PCOS 达到新的平衡。所以生育晚期 PCOS 女性患者开始出现规律的排卵，激素水平中 FSH 水平较高、FSH 诱导抑制素的释放减少、雄激素水平降低。Logistic 回归分析发现，年龄增加对于月经周期的调节作用，不受体重指数、体重下降、多毛、克罗米芬治疗史、促性腺激素释放激素（GnRH-R）治疗史、妊娠史、种族及吸烟的影响。此阶段多无生育要求，不需要促排卵治疗，雄激素水平降低，高雄激素血症及高雄激素临床表现多不明显。此阶段管理首先注意生活方式调整、控制体重、保持乐观的生活态度至关重要。其次监测排卵，调整月经周期，保护子宫内膜，预防子宫内膜癌的发生。没有排卵就没有孕激素产生，子宫内膜在单一雌激素作用下易发生子宫内膜增生甚至癌变；监测血糖、血脂、胰岛素水平，处理 IR、HI、高血压、高血脂等代谢综合征，预防糖尿病、冠心病、高血压、高血脂等疾病发生。

52. PCOS 患者减重至关重要

对肥胖的 PCOS 患者，我们首要说的一句话就是"先减重、控制体重、调整生活方式"，那么减重到底有什么好处？为什么首先要减重？①减重可以改善胰岛素抵抗和高胰岛素血症，降低代谢综合征等发生。通过减重使血浆游离脂肪酸减少，肌肉和脂肪组织摄取葡萄糖的功能增强，胰岛素与受体的结合力增加，改善外周组织对胰岛素的敏感性，使脂肪细胞中酪氨酸酶的活性增强，导致细胞内胰岛素作用加强。②减重使 SHBG 和 IGFBP-1 水平增加，减少卵巢雄激素的合成和循环中游离睾酮，改善高雄激素血症及高雄激素临床表现。③减重使 FSH 分泌可能增加，促进卵泡发育而排卵，同时改善生殖功能。在一定范围内减重越多，胰岛素下降越明显，恢复排卵的概率越高。北京协和医院一项研究显示，减重 5% 后有 1/3 患者恢复月经，高于 1/10 患者恢复排卵。④肥胖、高血压、糖尿病是子宫内膜癌的高危因素，大部分研究显示减重可以降低子宫内膜癌的发生风险。

青春期多囊卵巢综合征相关问题

53. 青春期 PCOS 特点与青春期生理特征难于鉴别

月经初潮只能说明下丘脑-垂体-卵巢轴已初步建立，内分泌轴刚建立是不稳定的，需要进一步发育成熟，由于此轴未成熟以及对雌激素正反馈作用建立较晚等原因，初潮后相当一段时间内表现为月经不规律，为无排卵性月经，此过程往往需要几年的时间。有报道显示月经初潮第 1 年内 80% 的周期无排卵，第 3 年内为 50%，即使在第 6 年也有 10% 女性无排卵。青春期无排卵月经周期超声检查也可以表现为卵巢多囊样改变 (PCO)。另外，青春期女性由于生长激素分泌增多，可以出现生理性胰岛素抵抗，胰岛素敏感性下降，出现肥胖及雄激素过多的临床表现。月经失调、肥胖、高雄激素临床表现及 PCO 在青春期常见，为青春期生理特征，而这些表现恰恰是 PCOS 诊断具备的条件，二者之间有交叉难于鉴别，因此建议对青春期女性暂不进行 PCOS 诊断，但不诊断并不意味着不进行治疗，对青春期 PCOS 患者主要针对患者的症状进行治疗。

54. 青春期 PCOS 诊断标准尚未达成共识

目前关于 PCOS 诊断标准都是针对成人而定，但青春期所表现出来的生理特点与 PCOS 的诊断标准又有交叉，因此将针对成年人的 PCOS 诊断标准套用于青春期女性，可能会造成过度诊断和过度治疗，还会给患者及家属造成不必要的心理负担及阴影。也正是源于此，目前对于青春期 PCOS 诊断标准尚未达成共识。

目前认为对于青春期女性不应过早做出 PCOS 诊断，应在月经初潮 2 ～ 3 年后再做诊断。也有研究者提出青春期 PCOS 诊断标准需要满足以下 5 条中的 4 条：①月经初潮 2 年后月经稀发或闭经。②高雄激素的临床表现：持续痤疮或严重的多毛。③高雄激素血症：血浆睾酮水平升高或 LH/FSH 比值升高。④胰岛素抵抗 / 高胰岛素血症：黑（色）棘皮症、腹部肥胖或糖耐量受损。⑤ B 超提示多囊卵巢：卵巢增大、卵巢周围小卵泡或间质增生。这个标准比成年人的诊断标准更严格。

需要注意的是：①尽管具体诊断标准还未达成共识，但 PCOS 是一个排除性诊断，在这一点上意见是一致的，因此对可疑病例，要排除其他病因，如特发性多毛症、迟发性先天性肾上腺皮质增生（21-羟化酶缺乏）、药物影响（如丹那唑等）、甲状腺功能亢进、中枢神经系统损伤、高泌乳素血症、库欣综合征、卵巢或肾上腺肿瘤、性发育异常等。②注意 PCOS 的高危因素包括肥胖、胎儿宫内发育迟缓、巨大儿或低出生体重、早产儿、肾上腺皮质机能早现、阴毛早现、青春期乳房早发育、月经初潮提前、2 型糖尿病、心血管疾病及 PCOS 家族史等。对于青春期前发生以上 PCOS 的独立危险因素均应该识别并引起警惕。③需反复强调的是，尽管对青春期女性暂不进行 PCOS 诊断，但不诊断并不意味着不治疗，对青春期 PCOS 治疗主要是针对患者的症状进行，解决患者的实际问题，如月经、肥胖、高雄、代谢等问题。

55. 青春期月经不规律和卵巢多囊样改变等仍然需要关注，必要时给予干预

青春期 PCOS 诊断标准与青春期生理特征有交叉，临床很难判断，也很难预料患者未来是否为 PCOS，因此初潮后 2 年内月经不规律、PCO 仍然需要关注，必要时给予干预。首先完善查体，包括基础内分泌、血糖、血脂、胰岛素、肝功能、肾功能、甲状腺功能及超声等相关检查，明确有无肥胖、高雄激素血症及高雄激素临床表现，注意有无代谢性疾病及隐藏心血管疾病风险

中国医学临床百家

等，这些异常是需要干预及处理。另外要排除引起相关症状的其他疾病。仅仅是月经不规律，可监测排卵，对于青春期女性，理论上保证至少 2 个月子宫内膜在孕激素作用下充分转化即可，可以调整月经周期，避免青春期功血发生，保护子宫内膜，预防子宫内膜增生及恶变。

56. 青春期 PCOS 不诊断不等于不治疗，解决需求问题是关键

青春期女性出现可疑 PCOS 症状时不要急于做出 PCOS 诊断，但是不诊断并不意味着不治疗，对可疑 PCOS 症状的青春期女性的干预主要依据临床症状、体征及需要解决的问题进行。下面对常出现的问题给予说明：①对于月经紊乱应积极治疗，调整月经周期，警惕青春期功能性子宫出血的发生，重视对子宫内膜的保护，预防子宫内膜病变的发生。可以给予复方短效口服避孕药或定期孕激素治疗，如果有避孕要求、高雄表现等将尤为推荐复方短效口服避孕药。②肥胖特别是伴有代谢综合征的患者，不论是否诊断为 PCOS，均应进行治疗，重中之重是要降低体重，可以通过对生活方式调整、饮食控制及适量规律长期的有氧运动等综合管理来减重，体重下降可以减轻月经紊乱、多毛、痤疮等症状，改善代谢综合征的表现，降低心血管疾病和 2 型糖尿病的发病风险。③高雄激素血症及高雄激素临床表现可以应用复方短

效口服避孕药，也推荐应用螺内酯治疗多毛。④胰岛素抵抗，建议应用胰岛素敏感制剂——二甲双胍。⑤告知患者需要进行长期、严密监测，改善不良的健康结局，提高生活质量。

57. 青春期应用避孕药无需恐惧

避孕药在国外应用非常广泛，国内对避孕药的应用也越来越被患者接受。但是目前仍有大部分患者对避孕药有恐惧心理，担心它的不良反应，特别对于青春期女性应用更是如此。但实际上这种担心和恐惧是没必要的，反而耽误治疗，失去最佳治疗方案和时机。目前认为口服短效避孕药是相对安全、避孕机制明确，并且停药后能较快恢复排卵的药物。WHO 指南中提到对于不吸烟、体重指数正常、血压正常、无糖尿病、无使用禁忌证为 1 级用药，没有任何限制。因此应用口服短效避孕药首先要看有无适应证和禁忌证，如果存在适应证且无禁忌证，完全可以应用，没有必要去纠结及担忧。当然如果有禁忌证还是不去选择，建议到正规医院在专业医生的指导下应用口服短效避孕药。

总结

　　PCOS 是一种影响女性一生的内分泌和代谢紊乱的疾病，具有很高的异质性，病因机制复杂，环境和遗传因素交互作用。PCOS 的诊断标准在国际上存在较大争议，国内的 PCOS 诊断标准强调月经异常作为首要依据，并进行诊断分型。而青春期PCOS 的诊断和治疗需要谨慎，防止过度和不当治疗。对 PCOS的治疗要本着举重若轻、面向实用的原则，首要进行生活方式的改善和体重控制，有生育要求者继而三层次促排卵（一线促排卵、二线促排卵、IVF-ET）治疗流程；安全、防止多胎和 OHSS的促排卵方案是未来发展的趋势，需要制定规范，严格控制促排卵的并发症。

出版者后记
Postscript

　　1 年时间，365 个日夜，300 位权威专家对每本书每个细节的精雕细琢，终于，我们怀着忐忑的心情迎来了《中国医学临床百家》丛书的出版。我们科学技术文献出版社自 1973 年成立即开始出版医学图书，40 余年来，医学图书的内容和出版形式都发生了很大变化，这些无一不与医学的发展和进步相关。

　　近几年，中国的临床医学有了很大的发展，在国际医学领域也开始崭露头角。以北京天坛医院牵头的 CHANCE 研究成果改写美国脑血管病二级预防指南为标志，中国一批临床专家的科研成果正在走向世界。但是，这些权威临床专家的科研成果多数首先发表在国外期刊上，之后才在国内期刊、会议中展现。如果出版专著，又为多人合著，专家个人的观点和成果精华被稀释。

　　为改变这种零落的展现方式，作为科技部所属的唯一一家出版机构，我们有责任为中国的临床医生提供一个系统展示临床研究成果的舞台。为此，我们策划出版了这套高端医学专著——《中国医学临床百家》丛书。"百家"既指临床各学科的权威专家，也取百家争鸣之义。

丛书中每一本书阐述一种疾病的最新研究成果及专家观点，按年度持续出版，强调医学知识的权威性和时效性，以期细致、连续、全面展示我国临床医学的发展历程。与其他医学专著相比，本丛书具有出版周期短、持续性强、主题突出、内容精练、阅读体验佳等特点。在图书出版的同时，同步通过万方数据库等互联网平台进入全国的医院，让各级临床医生和医学科研人员通过数据库检索到专家观点，并能迅速在临床实践中得以应用。

在与专家们沟通过程中，他们对丛书出版的高度认可给了我们坚定的信心。北京协和医院邱贵兴院士表示"这个项目是出版界的创新……项目持续开展下去，对促进中国临床学科的发展能起到很大作用"。北京大学第一医院霍勇教授认为"百家丛书很有意义"。复旦大学附属华山医院毛颖教授说"中国医学临床百家给了我们一个深度阐释和抒发观点的平台，我愿意将我的学术观点通过这个平台展示出来"。我们感谢这么多临床专家积极参与本丛书的写作，他们在深夜里的奋笔，感动着我们，鼓舞着我们，这是对本丛书的巨大支持，也是对我们出版工作的肯定，我们由衷地感谢！

在传统媒体与新兴媒体相融合的今天，打造好这套在互联网时代出版与传播的高端医学专著，为临床科研成果的快速转化服务，为中国临床医学的创新及临床医生诊疗水平的提升服务，我们一直在努力！

科学技术文献出版社